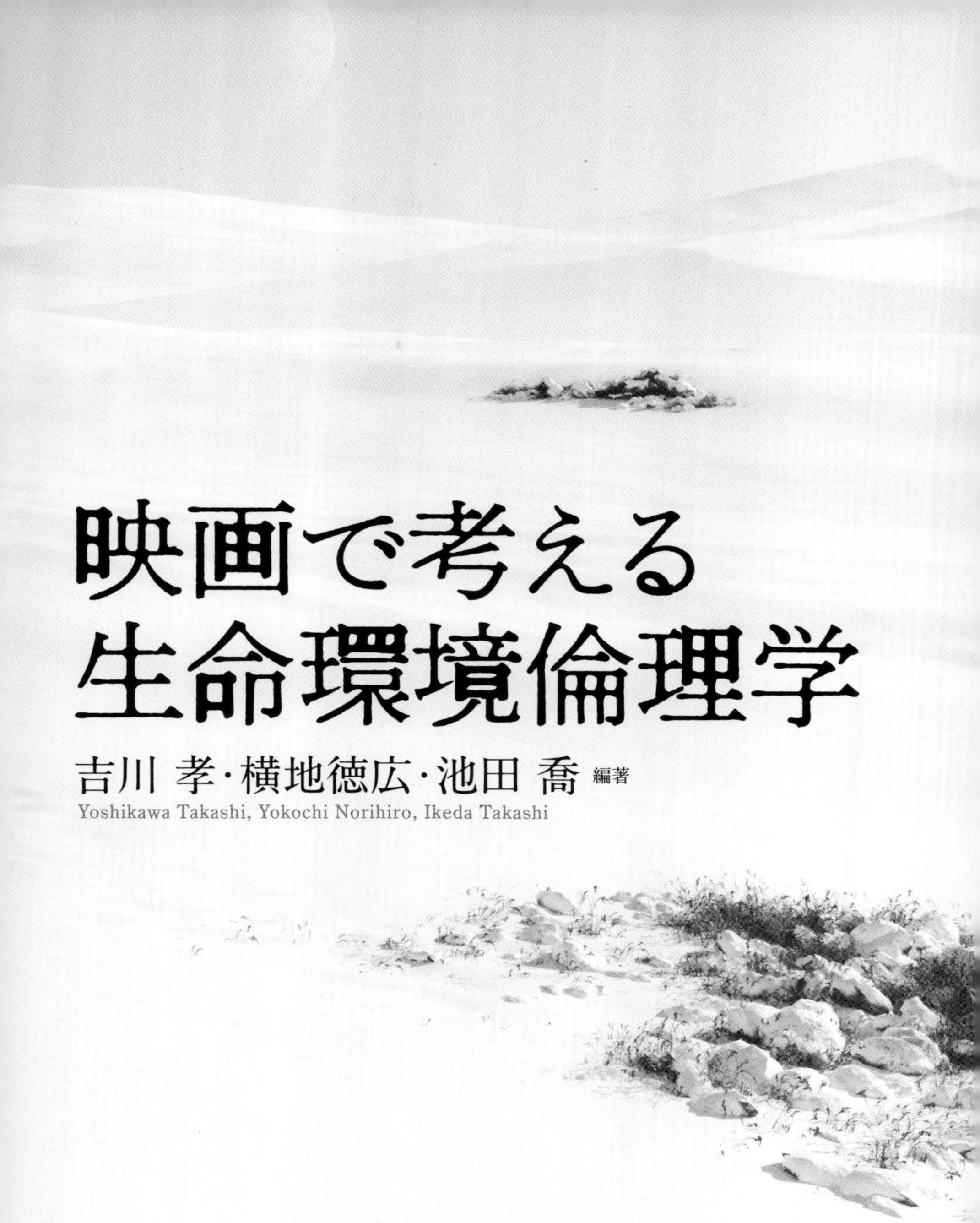

映画で考える生命環境倫理学

吉川 孝・横地徳広・池田 喬 編著
Yoshikawa Takashi, Yokochi Norihiro, Ikeda Takashi

勁草書房

はしがき

本書は、映画で考える倫理学の教科書である。ここでとりあげられる映画作品はおもにSFというジャンルに属しており、『2001年宇宙の旅』『アバター』『わたしを離さないで』『A．I．』『her／世界でひとつの彼女』『エクス・マキナ』『この世界の片隅に』『君の名は。』『風の谷のナウシカ』『ソイレント・グリーン』という一〇作品を中心に、他にも多くの作品に言及されている。それらを手掛かりに、「AI」「臓器移植」「クローン」「食肉」「自然環境」「戦争」「差別」「科学技術」「災害」「知識」などのトピックをめぐる考察がなされている（それぞれの章でどのようなトピックが扱われているかについては、序章と終章を参考にしていただきたい）。

SF映画は、たいていテクノロジーの進歩した近未来を舞台にしている。「もしも人間と同じようなロボットが製作されたら」「もしも完全な人間のクローンを作ることができたら」「もしも人間が地球以外の惑星に移住したら」という虚構上の設定は、テクノロジーの進歩とともに歩む生命倫理学の直面する問題状況と近い関係にある。一昔前には想像上の「もしも」にすぎなかったことがテクノロジーの革新によって実現されるとき、延命治療や生殖医療をめぐるさまざまな倫理の問いが生じる。本書のタイトル『映画で考える生命環境倫理学』やここで扱われる映画名からは、生命、環境、宇宙、ロボット、医療、戦争、ビジネスなどの応用倫理学の問題群にかかわる考察が期待されるだろう。

本書はそのような期待に応えようとするが、同時に「映画で考える」ことを一つの手法として取り入れたことで、通常の応用倫理学には収まらない試みになっている。各章のとりくみは、何らかの条件下でのあるタイプの行為（妊娠中絶、性行為、環境開発など）の善し悪しを問題にし、「……は許される」などの道徳判断の正当性を吟味すること（応用倫理学の中心課題）に限定されてはいない。たとえば、道徳判断の吟味ではないにしても、「自然」「人間」「ロボット」「差別」などの概念の意味を明確化することは、倫理学的思考において欠かせない作業であるし、自然環境と戦争などの複数の問題が絡み合う場面を見定めることも、そうした問題への現実的な対応を探るために必要である。また、私たちが言語を用いて何らかの規範のもとでその土地に生きる様（エートス）やある行為者が道徳的責任の担い手として成立する状況を具体的に記述することも、将来の災害の後に私たちがどのような生活を送るのかを思い描くことも、倫理学の課題の一つとして位置づけることができる。さらには、「先住民の権利を尊重するべき」などの道徳規範を誰かにしっかりと教えること、そうした規範が行為者を実際に動機づけたり、動機づけに失敗したりする仕方を明らかにすることも、倫理学にかかわる重要な課題であろう。本書は、映画における想像を広げる力、現実を描写する力、感情を喚起する力などを手掛かりにして、そうした課題をも視野に入れることになった。そのような意味において、本書はまさに倫理学に取り組んでいる。

序章、間奏、終章では、映画とともに思考する倫理学の構想や内実が明らかにされる。本書のアプローチの特徴や意義をあらかじめ知りたい方は、そこから目を通していただきたい。特定の映画作品やトピックに関心がある方は、該当する章から自由に読み進めていただいてかまわない。それぞれの章は各執筆者の責任で書かれた独立した論考にもなっている。魅力的な映画作品の力をかりた本書が、教育の場などにおいて、倫理学的思考の素晴らしさや大切さを伝える一助になることを願っている。

二〇一八年一二月

吉川　孝

映画で考える生命環境倫理学

目次

序章　映画とともに思考するとき

吉川　孝

1　映画は考える

本書には『映画で考える生命環境倫理学』というタイトルがつけられている。「映画で考える」とはどのようなことだろうか、そこにどのような意味があるのか。映画で考える場合とそうでない場合とでは、考える営みはどのように違うのだろうか。そうしたことを確認するために、まずは映画と哲学（道徳哲学としての倫理学をも含む）とのあいだにどのような関わりがあるのかを検討してみたい。

映画はしばしば哲学の主題になっており、「映画の哲学」が展開されている。これは、「絵画の哲学」「音楽の哲学」などのような芸術の哲学の一つに位置づけられる。芸術の特定のジャンルとしての映画の特徴やその鑑賞経験を分析することは、哲学としての美学の課題となっている。しかし、近年、映画と哲学との関係をめぐって、もう少し違った側面に光が当てられている。「哲学としての映画（Film as Philosophy）」「映画を通じての哲学（Philosophy through Film）」と呼ばれるトピックがそれである。そこでは、映画を哲学的分析の対象とするのではなく、映画そのものがある種の哲学的思考をしている可能性に目が向けられる。ジル・ドゥルーズの『シネマ1・2』（一九八三・八五年）やスタンリー・カヴェルの『眼に映る世界』（一九七一年）などはその双璧をなす古典であるし、今世紀に入ってからもさまざまな議論が積み重ねられている。映画はどのような意味において哲学的思考をすることができるのだろうか。

そもそも映画が考えるとすれば、それはどのようなことなのだろうか。映画制作において、作り手たちがさまざまな映像を撮影して、それらを編集においてつなぎ合わせるとき、そうした営みそのものが映画を通じての思考であるとも言える。例えば、人の顔をめぐって、どこから光をあてて、どのアングルからどの大きさに撮影するのか。顔以外の身体のどの部分を映像にして、顔の映像と結びつけるのか。その人物がどのような身体の運動をしているところを撮影するのか。これらは、通常の哲学と異なる仕方で人間について考えることかもしれない。映画は、「人間とは何か」「何であるべきか」について、映像によって思考しており、ときには人間についての規範を示すこともあるだろう。レニ・リーフェンシュタール監督の『民族の祭典』（一九三八年）は、ベルリン・オリンピックで活躍する選手たちの身体の映像を通じて、ナチスの優生思想を表現することに成功したと言われる。

もう少し違った側面から検討してみよう。映画における感情表現は、基本的には身体を通じて行われている（もともと映画は台詞のないサイレントであった）。そこで重要な役割を果たすのが、顔のクローズアップとともに生まれた「視線」である。古典的なメロドラマでは、愛し合うはずの二人の視線がどこであうのかが焦点になる。デヴィッド・ウォーク・グリフィスの『散り行く花』（一九一九年）やチャールズ・チャップリンの『街の灯』（一九三一年）において、視線を合わせたり、そらせたりするドラマはそれだけで感動的である。登場人物が何をどのように見るのか・見ないのかは、そのまま感情や人間関係の表現になっている（本書の第2章では、見ることが倫理の問題として考察される）。さらに、映画においてはしばしば、二人の人間の距離が物理的に近づくことは、二人の心の距離が近づくことを示す。二人の距離はどこで近くなるのか、どのような状況で身体が実際に触れ合うのかということは、恋愛関係の進み行きと重なってスリリングな展開となる。例えば、突然に雨が降って二人が一つの傘に入るとき、二人の関係はより親密なものになるだろう。成瀬巳喜男の『乱れ雲』（一九六七年）や新海誠の『言の葉の庭』（二〇一三年）は、雨によって男女の距離が近づくメロドラマの古典的手法を活用した傑作である。

　こうした映画表現をめぐっては、心身問題との深い繋がりを見いだすことができるだろう。ごく普通の恋愛映画であっても、感情と身体との関係が大きな意味をもつはずである。映画作家は、恋愛感情の高揚やその満たされない苦悩などをどのように身体によって表現するのかを考えざるをえない。映画において、感情はあくまでも見えるものであり、プライヴェートな内面に隠れたものではない以上、ロボットが心をもちうる状況を描くことは容易であろう。本書で取り上げられる『A. I.』（スティーヴン・スピルバーグ監督、二〇〇一年）や『エクス・マキナ』（アレックス・ガーランド監督、二〇一五年）においては、精巧に制作された外見をもつロボットが登場する。映画において、かぎりなく人間に近いロボットは、どのような外見をしていて、どのように動作するのか、また人間の役者がそれをどのように演じるのだろうか。そうしたロボットと人間との感情的関係はどのような形で描かれるのだろうか。そうした映画を手掛かりとした本書では、人間はロボットを愛することができるのか、ロボットは人間を愛することはできるのかが考察されている（第4章、第5章）。

　哲学のなかで心身問題よりも抽象的なものである「存在」や「時間」などのトピックをめぐっても、映画的思考がなされている。むしろ、「存在とは何か」は、映画や映画表現の身分そのものにつねにつきまとう問いでもある。映画はもともと事実の記録と自由なフィクションとのあいだにあって、そのどちらへも展開することができる。映像はいつでも現実を忠実に再現する正確な記録でありうるし、現実ばなれした虚構でもありうる。『キートンの探偵学入門』（バスター・キートン監督、一九二四年）のように、映画作品のなかにおいて、映画がスクリーンに映写される設定がなされることがある。そのスクリーンの内側の映像と外側の映像とでは質的に大きな違いがない。後者の映像は、私たち鑑賞者にとってスクリーンの内側の映像である。映画の中のスクリーンと私たち鑑賞者が向き合う現実のスクリーンという二つの枠があり、それぞれの内側と外側とでは、何がどのように違うのだろうか。このように、映画やその映像の身分は、実在をめぐる哲学的な問いと結びつきやすい。キートンは生真面目に思考したというより、観客を驚かせたり笑わせたりすることをもくろみ、映画で遊んでいたのかもしれない。しかし、そこにある種の哲学的思考が見いだされることは疑いようがない。

映画は「時間」とも深い関わりをもっている。スクリーンの映像のなかで、あるものが現在を表し、あるものが過去や未来を表すとはどのようなことなのか。アラン・レネは『夜と霧』（一九五五年）においてホロコーストという歴史的過去を映画化するにあたって、現在のアウシュヴィッツにカメラを向ける。しかし、そこにホロコーストはなく、美しい緑の草原に廃墟が見えるだけである。しかも、地獄のようだったはずの一九四〇年代前半のガス室内部の虐殺の直接的な映像は残されていない。そこでレネは、死体の山が写った過去の記録写真と現在のアウシュヴィッツのガス室の映像とを編集《モンタージュ》することによって、当時のガス室で起きたことを描き出そうとする。これに対して、クロード・ランズマンは、『ショア』（一九八三年）において、過去の記録映像を一切使うことなく、現在に生きている人たちの語りだけでショア（ホロコースト）を描こうとする。あるユダヤ人の特務部隊員は、ガス室に仲間のユダヤ人たちを連れて行き、ガス殺の後に扉を開け、死体を処理する仕事をさせられていた。その記憶を回想する語りの生々しさには絶句するほかない。哲学の文脈において、バートランド・ラッセルの『心の分析』における「五分前世界創造仮説」の思考実験は、世界が五分前に私たちの記憶とともに創造されるという状況を設定する。この場合、過去の存在を示唆するものは、現在の人たちの記憶や現在に残された記録しかないことになる。ドキュメンタリー映画作家が過去の出来事を描くとき、ラッセルの思考実験のような設定のなかで過去を映像化することが求められている。

同じような出来事をフィクション映画も題材にしている。『シンドラーのリスト』（スピルバーグ監督、一九九三年）や『サウルの息子』（ネメス・ラースロー監督、二〇一五年）のような作品は、収容所のセットを作り、俳優に演技させることで、一九四〇年代のガス室やその周辺の出来事を描き出している（＝再現前化している）。通常の映画においても、時間は避けて通れない映画のスタイルそのものである。伝記映画において六〇年の人生を一二〇分で描くときに、そこではいかなる物語の時間が進行するのか。作品の尺を考えない映画制作はありえないだろう。また、さまざまな映像が現在・過去・未来に位置づけられるのはどのようにして可能なのか。映画の主人公は回想したり、未来を予見したりする。フラッシュバックやフラッシュフォワードという技法は現在、過去、未来を関係づける。しかし、過去のものとされる映像は、主人公の子供時代の回想ではなく、その親の子供時代の情景であるかもしれない。あるいは、主人公がそうした過去にタイムスリップして経験している光景かもしれない。映画における過去とは何だろうか。同じ過去でも、回想された過去、場面転換における過去、タイムスリップした過去は、どのように描き分けられるのだろうか。本書（第7章）で取り上げられるアニメ映画の『君の名は。』（新海誠監督、二〇一六年）でも、大災害という破局的な出来事が、現在・過去・未来という時間のなかで描かれている。

2　映画で考える

このように、映画や映画作家もまた、独自のやり方において、思考しているかもしれない。哲学が「言葉」を使って思考するのであれば、映画は「映像」を使って思考する。古来の哲学の問いが、存在とは何か、時間とは何か、そもそも人間とは何か、善く生きるとはどのようなことか、さらに私たちは他者の心をどのように経験しているか、心と身体とはどのように結びついているかなどであるならば、映画もまたこのような問いと無関係ではいられない。映画と哲学とは、少なくとも思考のトピックの多くを共有できるのである。

現代哲学では、映画がどのような意味において哲学的思考をしているのかについて、さまざまな立場がある。映画は哲学の思考をなぞっているだけなのか、あるいは通常の哲学とは異なる独自の思考を展開しているのか。こうした論点をめぐって、以下の三つの立場が区別されることがある（Cox and Levine 2012; cf. Falzon 2013, 高田 2017）。

「大胆な主張（bold thesis）」によれば、映画は哲学に対して映画的媒体に特有の手段を通じて重要な貢献をすることができる。つまり、映画にしかできない（言葉ではできない）哲学的思考のスタイルがある。「穏健な主張（modest thesis）」によれば、言葉によってなされた哲学と映画によってなされた哲学は、同じ議論についての思考の二つのやり方である。映画にしかできない哲学があるわけではないが、映画は哲学をすることができる。「ゼロの主張（zero thesis）」によれば、映画は哲学をしているわけではなく、哲学することの切欠や素材になるにすぎない。映画が哲学的にポイントあることを指摘しうるためには、通常の哲学の側から言葉によってパラフレーズしなければならない。

映画で考えることを意図した本書は、この論争にコミットするわけではない。本書は、映画を手掛かりに、映画とともに考える。その際に、大胆な主張が正しければ、映画の思考から言語による哲学の文脈に収まるべきものを引き出したり、学んだりすればよい。穏健な主張が正しければ、まさに映画の展開する哲学を言葉の領域に翻訳したり、映画と対話したりすることが哲学になるだろう。ゼロの主張しか認められないとしても、映画を素材にしながら、哲学的思考を展開できる。「映画で考える」ことは、これらすべてのオプションと折り合いがつく。むしろここでは、こうした論争で話題になったいくつかの論点を手掛かりにして、本書のように「映画で考える」ことのメリットを明らかにしてゆこう。

第一に、映画は、哲学の理論や主張や概念を例示（illustration）することができる。例えば、チャップリンの『モダン・タイムズ』（一九三六年）は、チャップリンが工場の機械の歯車に巻き込まれるシーンによってよく知られているが、これはマルクスの『資本論』のテーゼや「労働者」「疎外」「搾取」などの概念を例示しているかもしれない（cf. Wartenberg 2007, chap. 3）。スタンリー・キューブリック監督の『２００１年宇宙の旅』（一九六八年）に登場する赤ん坊（スター・チャイルド）は、ニーチェ哲学の核心にある「超人」を例示しているかもしれない（第１章）。ニーチェ自身によっても、しばしば超人が赤ん坊の比喩によって語られていた。タル・ベーラ監督の『ニーチェの馬』（二〇一一年）における世界の終末の時間進行は、「永劫回帰」を例示しているかもしれない。こうした映像による例示は、われわれの哲学理解を助けてくれることになる。あるいは、描き方に問題があったとしても、その解釈の適切性・不適切性を論じることができる。

第二に、映画は、単に哲学の理論や主張や概念を具体的に例示するだけではなく、登場人物と鑑賞者との移入・立場交換の可能性を担保していることがある。そのため、映画の登場人物の置かれた状況をめぐって、「自分だったらどうするか」という思考を促すことになる。これは哲学の中でもとりわけ倫理学にとって大きな意味をもっている（詳しくは終章を参照）。映画の鑑賞者が、映画の登場人物と自分との関係を問われるのは、映画の描写がリアルであったり、鑑賞者の感情を揺るがすものであったりすることによっている。映画のこうした特徴は、鑑賞者の「徳」や「道徳的感受性」の育成につながっている。映画を介することによって、道徳が知識の水準で伝達されるだけでなく、思考する者の生き方や感受性に響くものになる。芸術作品が、鑑賞者に対してたんに道徳的命題としての知識を伝えるだけではなく、道徳的な感受性を磨くことになるという点は、現代美学の一つの論点になっている（cf. Carroll 2002; Schellekens 2007; John 2013）。

第三に、映画は、登場人物の置かれた状況などを詳しく描写することができる。映画においては、主人公の一つの行為に光があてられるだけではなく、その背景や周囲のことなども含めて、個々の行為は豊かな文脈に置き入れられる。行為の状況を丁寧に描写する点において、映画は記述倫理学と接点をもちうるだろう（cf. Hämäläinen 2016）。このことは、ある意味で、一つの問題を考察するには夾雑物が多いということでもあり、そこに映画的思考の問題点を見いだすこともできる（cf. 高田 2017, 110-112）。たしかに、倫理学の問題を考察するとき、一つの行為や規則に範囲を絞ることで、考察は進みやすくなる。また、通常の倫理学の論文が、臓器移植、人工妊娠中絶、自然開発、動物の命などを扱うとき、たいていはどれか一つのトピックについて書くだろう。しかし、現実の生の具体性を模した映画は、しばしば、これら複数の問題が絡み合い、交差している場面を取り上げる。例えば本書で検討される『アバター』（ジェームズ・キャメロン監督、二〇〇九年）、『この世界の片隅に』（片渕須直監督、二〇一六年）、『風の谷のナウシカ』

（宮崎駿監督、一九八四年）では、自然環境をめぐる問題が扱われている。しかし、そうした映画において環境の問題は、差別や戦争などの別の問題と切り離すことができないかたちで描きだされる（第2章、第6章、第8章）。こうした複数の問題の結びつきをそのまま示すことは、問題の重層性に寄り添おうとするものであり、現実に向き合う思考として評価することもできるだろう。

第四に、映画におけるイメージは、目に見えるものであり、具体性をもっている。イメージを通じた思考は、言語的思考の抽象性を逃れている（第7章では、映画が思想よりも具体的なヴィジョンを示すことが論じられる）。SF映画のように現実ばなれした状況を設定するものであっても、映画の映像は目に見えるものとして具体性をもっている。[1]映画は善い行為や悪い行為、理想の社会やそうではない社会の実例（見本・手本）を示すことで、通常の倫理学が見落としがちな論点にも目を向けることができる。例えば、自然環境とどのように関わるかは、私たちの身体がどのようなっていて、それをどのように動かすのかという問題でもある（第6章では手と環境との関係が倫理の問題として考察される）。また、差別的ではない人間関係について考えることは、視線をどの角度からどのように向けるのかという問題も関わっている（第2章）。私たちが何をどのように見るのかは、意志や行為の在り方に先行しうる倫理学の基本問題である（マードック 1992, 53-57）。映画とともにある思考は、こうした具体性において展開される身体的思考であって、振る舞い方や視線の向け方などの私たちのあるべき姿を示そうとする。

3　本書における映画作品と倫理学のトピック

こうした本書ではどのような映画作品と倫理学のトピックが扱われているのかをここで整理しておこう。実際の章立てとは別に、「生命環境倫理学[2]」に関連するトピックを中心とする紹介をしたい。一つの章で一つのトピックを扱っているわけではないので、それぞれのトピックとそれぞれの章とが複雑に交差することになる。本書で検討される映画作品のタイトルを確認しておこう。本書では、『2001年宇宙の旅』（第1章）、『アバター』（第2章）、『わたしを離さないで』（第3章）、『A．I．』（第4章）、『her／世界でひとつの彼女』『エクス・マキナ』（第5章）、『この世界の片隅に』（第6章）、『君の名は。』（第7章）、『風の谷のナウシカ』（第8章）、『ソイレント・グリーン』（第9章）という作品が取り上げられる。これらの章で、AI、臓器移植、クローン、食肉、自然環境、戦争、差別、科学技術、カタストロフィ、知識などのトピックが論じられる。

◎AIをめぐって

本書では、AIがテーマになっており、ロボット倫理をめぐる問題、あるいはそれと関連する「心」や「愛」をめぐる問題の検討がなされている。この問題は、本書が手掛かりとするSF映画との相性もよく、本書の取り組みの中心に位置づけられるとも言えるだろう。第5章では基本的な問題設定がなされたうえで「私たちがロボットを愛することができるのか」をめぐる考察が進められ、第4章でも愛とは何かをめぐる議論が展開され、「ロボットが誰かを愛することができるのか」が考察されている。第1章でも、言語という観点からコンピュータと人間との違いが検討されている。

◎生命（臓器移植、クローン、食肉）をめぐって

本書では、人間や動物の生命とその利用可能性をめぐる議論がなされており、第3章では臓器移植やクローン、第9章では食肉をめぐる問題が検討される。これらは、私たち人間の身体を利用することをめぐる問題とも結びつき、「人格（パーソン）とは何か」という問いと緊張関係にある。AIを扱った第4章や第5章でも、パーソンの問いは検討されている。第1章では、AIとの対比において「人間とは何か」という大きな問いが検討され、第8章では、サイバネティクスへの言及とともに人造人間をめぐる問題も考察される。

◎自然環境（戦争、差別）をめぐって

本書のいくつかの章では、自然環境をめぐる問題が考察されている。第2章、第6章、第8章で取り上げられる映画は、自然環境と人間との関係を主題にしている。私たちが自然環境といかにかかわるかは環境倫理学の基本問題だが、本書の注目点は、これらが私たちのエートスや身体との関係で扱われることであり、「住まう」こと（第6章、第8章、さらには第1章）や、見ること（第2章）という論点から考察が展開される。また、環境というトピックは、それだけで考察されるわけではなく、戦争（第6章、第8章）や差別（第2章）の問題と切り離すことができない。

◎科学技術をめぐって

SF映画を取り上げる本書では、科学技術の問題が考察の主題になっていたり、その背景にあったりする。第1章では、宇宙を旅する人間が「ロゴス」を持つ動物として自然と関わることが検討される。第3章では、臓器移植との関連で豚の「クローン」の製造の技術めぐる問題が論じられる。第8章では、「人造人間」が主題になっており、「サイボーグ」の概念史にも言及される。そうした科学技術を用いることの是非だけではなく、それを通じて変化する人間の生の意味なども明らかにされる。

◎カタストロフィをめぐって

第7章や第8章で取り上げられるアニメ映画は、大災害や戦争などのカタストロフィ（破局）を題材にしている。これらを手掛かりにする倫理学的思考は、カタストロフィをいかに生きるかという問いと結びつくことになる。その問題は、予測しえない未来とどのように関わるかということでもあれば、破局の以後をいかにして生きるかということでもある。

◎知識をめぐって

私たちの知識をめぐる倫理の問題も取り上げられ、先住民への差別を考察する第2章では、「見ることを学ぶ」ことが検討されている。差別は、私たちのものの見方にも無自覚の偏見として潜んでおり、その問題は、社会の問題であると同時に私たちの認識の様式の問題でもある。第1章や第8章では、SF映画に関わる想像力が考察されているが、とりわけ第8章では虚構と現実の区別が私たちの知識の倫理の問いとして考察されている。現代では「認識的不正義」が注目されるように、知識は他のトピックに通底する倫理学の根本問題である。

以上は、本書のそれぞれの章でどのような映画作品が取り上げられ、どのような倫理学のトピックが論じられているかについての紹介である。こうしたトピックを考察するやり方は、通常の規範倫理学や応用倫理学とは異なるものになっている（「はしがき」も参照）。本書は、現代倫理学が取り組むような道徳判断を中心とする問題を検討するばかりでなく、行為者の態度、生き方、置かれた状況を記述したり、概念の意味を明らかにしたり、規範の教育を検討したりすることにまで視野を広げている（終章も参照）。道徳判断に限定されない射程をもつ倫理学の立場を「反-道徳主義的（anti-moralistic）」と形容できるが、そうした方向性をはっきり示したアリス・クラリーは、英米の現代倫理学におけるウィトゲンシュタイン、マードック、カヴェル、ダイアモンドらの流れを踏まえていた（Crary 2007, chap. 1）。本書の論考は、これに加えて、フッサール、ハイデガー、アレント、メルロ＝ポンティ、レヴィナス、ボーヴォワール、サルトルなどの現象学の文脈における倫理学や政治哲学の歴史を背景にもっている（「あとがき」も参照）。映画とともに思考することは、現代の倫理学の可能性を広げることにつながるだろう。

注

（1）とはいえ、思考実験と相性のよいＳＦ映画と現実世界の問題に迫るドキュメンタリー映画とでは、それぞれが異なった倫理的思考の可能性と結びつく。思考実験を重視する倫理学がＳＦ映画と相性がよいのに対して、経験に根ざすことを重んじる現象学的倫理学はドキュメンタリー映画のように思考する（吉川 2017）。

（2）「生命環境倫理学」については、本書の「間奏」に詳しく論じられている。

参考文献

Carroll, N.（2002）"The Wheel of Virtue: Art, Literature, and Moral Knowledge" *The Journal of Aesthetics and Art Criticism*, Vol. 60, No. 1, pp. 3-26.

Cox, D. and Levine, M. P.（2012）*Thinking through Film: Doing Philosophy, Watching Movies*, Wiley-Blackwell.

Crary, A.（2007）*Beyond Moral Judgement*, Harvard University Press.

Falzon, C.（2013）"Philosophy through Film" *Internet Encyclopedia of Philosophy*.

Hämäläinen, N.（2016）*Descriptive Ethics: What does Moral Philosophy Know about Morality?*, Palgrave Macmillan.

John, E.（2013）"Art and Knowledge" Gaut, B. and Lopes, D. M.（eds.）, *The Routledge Companion to Aesthetics*, third edition, Routledge, pp. 384-393.

Schellekens, E.（2007）*Aesthetics and Morality*, Continuum Books.

Smith, M. and Wartenberg, T. E.（2006）*Thinking Through Cinema: Film as Philosophy*, Blackwell.

Wartenberg, T. E.（2007）*Thinking On Screen: Film as Philosophy*, Routledge.

高田敦史（2017）「フィクションのなかの哲学」『フィルカル』第二巻第一号、ミュー、pp. 92-131

マードック、I.（1992）『善の至高性――プラトニズムの視点から』菅豊彦・小林信行訳、九州大学出版会

吉川孝（2017）「現象学的倫理学における記述・規範・批判――品川哲彦氏からのコメントへの応答」『倫理学論究』第四巻第二号、関西大学倫理学研究会、pp. 44-59

第1章　『2001年宇宙の旅』にみる「人間の条件」

信太光郎

はじめに――「地球（大地）の外」に生きるということ

アレントは『人間の条件』の冒頭で、一九五七年の世界初の人工衛星（スプートニク1号）の打ち上げに言及し、その時人々が抱いた奇妙な感情に注意を促している。人々が感じたのは、「ようやく地球を脱出する第一歩」を踏み出せたという「安堵感（relief）」であった（アレント 1994, 10）(1)。それが単に科学技術への誇りや喜び、あるいはそのネガとしての悲観や不安でなかったということは、要するに人々は当時すでに、地球（大地）から十分に遊離して、いわば「E. T.（地球外生命体）」として生きており、科学技術はそれを遅れ馳せに追認したにすぎなかったということを意味する。いわばそうした「気分」に迎合してきたのが「空想科学小説（SF）」だったのだろうか。「新しいことと言えば、ただアメリカのもっとも尊敬すべき新聞が、それまでは極めて尊敬すべからざるものであった空想科学小説に埋もれていた記事を、ついにその第一面に掲げたということだけである」（*Ibid.*）。

しかしこう言いながらアレントは、この「大衆の感情や大衆の欲望の媒体」（*Ibid.*）を決して甘くみていない。S

Fがその「気分」へと訴求する「大衆」とは、西洋の「人間」概念の危機の現象そのものであって、それを培ってきたのは他ならぬ「哲学」の伝統だからである。SF的想像力は無自覚にこの哲学的思考と馴れ合ってきた。しかしそうでありながら（そうであればこそ）、そこには哲学の閉塞を突破する力も秘められているのではないだろうか。本章が取り組みたいのはそうしたSF的想像力の両義的なあり方である。

そのための素材として選んだのは『2001年宇宙の旅』である。一九六八年、つまり人類が初めて地球外に足を下ろした前年に発表されたこのSFの傑作は、単にその科学技術の先駆的な描写にばかり価値があるのではない。そこには、伝統的な哲学が問うことのなかった宇宙時代の「人間の条件」、「地球（大地）の外」に生きる人間の「エートス」への本質的な問いかけが含まれており、それがこの作品を古びさせていないのである。

1　「二一世紀のオデュッセイア」は何を歌うのか

スタンリー・キューブリックとアーサー・C・クラークの共作になる『2001年宇宙の旅』（以下『2001年』と略記）は、その原題（*2001: A Space Odyssey*）から知られる通り、古代ギリシア（紀元前八世紀頃）に成立したホメロスの叙事詩『オデュッセイア』にもとづいた数多くの派生作品の一つといえる。トロイア戦争の英雄オデュッセウスが、異郷の異人や怪物たちと遭遇しつつ、さらには留守居をする夫人に言い寄る邪まな求婚者たちと対決しつつ、苦労の末に故郷の我が家へ帰りつくまでを歌ったこの叙事詩は、西洋の思考、感情、表現の隅々まで染み込んでいるといっていい。「我々が故郷へ帰る時は、オデュッセウスのように戻っていくのである」（スタイナー 1999, 47）。おそらく『2001年』もまたその題名だけで、西洋の観客を自らの属する文化の基底に引き戻す力をもっていたことであろう。作者（クラーク）がその効果を知っていることは、西洋文明社会のエリートである宇宙飛行士のボーマンが、宇宙船内で『オデュッセイア』を読むシーンが書きこまれていること（クラーク 1993, 156）、さらには、ディスカバリー号が向かっている先が「トロイの千倍も古い廃墟」（クラーク 1993, 241）かもしれないという表現からもわかる。

しかし最も問われねばならないのは、『２００１年』を生み出した現代人のＳＦ的想像力を、この太古の叙事詩に繋げているものは何かである。「二一世紀のオデュッセイア」は一体何を歌うのか。それは単に西洋の文芸の伝承という問題ではない。ホルクハイマーとアドルノは『啓蒙の弁証法』において、オデュッセウスがギリシアの周辺世界を旅して、数々の苦難を知性の力で乗り越えて、故郷のギリシアに帰還するまでの物語によって、西洋社会を導いてきた「啓蒙」の運動が範型的に描き出されていると論じている（ホルクハイマー、アドルノ 2007, 103ff.）。要するにそれは、「ロゴス」によって自然を支配し自己を律する存在としての「人間」の像がそこに作り上げられるにいたったということである。

ともあれ、『２００１年』がホメロスから受け継いでいるのは、「人間」存在の意味を「旅」を通じて捉えるというモチーフであったといえるだろう。しかし「宇宙の旅」という邦題は、果たしてそのことに自覚的だっただろうか。オデュッセウスの「旅」は、日本人が典型的にイメージするような、野辺にさすらい自然に同化していこうとする「漂泊」（『奥の細道』）では決してない。それは何よりもまず明確で具体的な目的地をもっている。オデュッセウスにとってそれはギリシアの故郷のイタケであり、ここで旅とは「帰郷」の同義語なのである。つまりホメロスが歌うのは、さまざまな困難に見舞われて故郷までの道のりが遠い、オデュッセウスの「郷愁」の気分なのである。

しかしホルクハイマーとアドルノが洞察した通り、この帰りゆく故郷がギリシアであるということには、地理的な意味以上のものがある。ギリシアを故郷とし、そこに帰郷していくということは、単にエーゲ海沿岸の一地方民に固有の物語ではなく、ギリシア人にとっては、「人間」としてその根拠に帰着するという意味をもっており、人間である限りで根をおろすべき「普遍的」な場所を求めることなのである。帰郷の旅の途中で出会う数々の困難は、そうして同時に人間であるための「ロゴス」を鍛え上げるための試練である。オデュッセウスの「郷愁」は彼を「人間」へと鍛え上げる。このようにして普遍的に「人間である」ことを遂行するものである限りで、彼の旅はやがて「哲学」

の模範となるであろう。「哲学とは本来的に郷愁である。到るところを故郷としたいという欲求である」（ノヴァーリス 2001, 248. ただし訳文は引用者による）。ソクラテスはオデュッセウスの末裔なのである。

さて、題名通りだとすると、『2001年』のボーマンもまた、オデュッセウスと同じ「帰郷」の旅の途上にあるにちがいない。しかし具体的な故郷の存在は最後まで曖昧にされている。ボーマンに対してだけでなく、われわれ観客や読者にも、その旅の最終目的地がどこなのかは教えられることはない。この作品が「行為（ドラマ）」を欠いているように見える理由はそこにある。目的が定まらない限り行為も生じない。それはまた、この作品には本質的に「主体（主人公）」がいないということでもあるだろう。宇宙飛行士ボーマンの、ひたすらミッションを遂行しようとするだけの、「人格（キャラクター）」を欠いた人物造形も、そこからくるものである。

「人間」のリアリティのこうした欠如は、さしあたりSFの常套的な特徴といっていい。「大衆」がSFに望むのは個性的な人間のドラマではなく、（擬似）科学技術的な仕掛けを背景にした荒唐無稽なストーリーである。そこではリアルに人間らしいものは興趣を削いでしまうだろう。SFが一般に文学として格下のものとされる理由もそこにあると思われるが、それが単に文芸ジャンルの内輪話なら、ことさら問題にすべきことでもない。しかしアレントはより根深い問題をここに見いだしていたと思われる。『2001年』における宇宙飛行士ボーマンの、個性もキャラクターも欠いた描写は、登場人物を「人間一般」へと抽象化していくSF的想像力の固有の表現である。またボーマンがたどる宇宙空間の、目的地があるかどうかすらわからない「果てしない」旅路とは、要するに、地球（大地）を飛び出て、いまや「到るところ」を故郷とするにいたった「人間一般」のSF的表現である。

実は、アレントのいわゆる、「地球に拘束されていながら、まるで宇宙の住人であるかのように活動し始めている」（アレント 1994, 12）人間とは、単にSF的空想を揶揄して言っているのではなく、抽象的な「人間一般」であることを「リアル」とするにいたった、現代の人間たちのことを指しているのである。そうした彼らがまさに個性なき「大衆」となっている。彼らの意識では地球（大地）は安住の地ではなく、いわばその桎梏の外部に故郷を求めているのだが、そうした郷愁が、彼ら「人間一般」たちをオデュッセウス＝ソクラテスの直系の末裔として紛れもなく印付けている。この抽象的な「人間一般」は、「ロゴス」（その到達点である科学技術）によって「自然」を克服し、自らの「生」をコントロールするにいたった、「ロゴスをもつ生き物」の到達点にほかならない。ＳＦ的想像力が、宇宙飛行士という古典的な像や、さらには人造人間や人工知能といった抽象的な形象を用いて、未来の人間の姿を描きだすとき、それはまさしく、哲学が培ってきた抽象的人間像と戯れているのである。哲学の理念（「ヒューマニズム」）はこうして、ＳＦの宣伝文句（「人類の未来」云々）へと横滑りしていく。

2　名と目――ロゴスへの挑戦

しかしＳＦ的想像力は、まさにそうした「戯れ」（フィクション）を通じて、哲学的思考の「ロゴス」に挑んでいるともいえるのではないだろうか。『２００１年』にはそうしたＳＦ的想像力のポテンシャルをうかがうことができる。ここで手がかりにしていきたいのは、『２００１年』がその題名に、実際に登場するわけでもない人物の「名」を戴いていることの意味である。ホメロスの『オデュッセイア』に基づく作品だからといって、作者らに原作の「リメイク」をつくる意図などなく、また観客の見方もそうしたものでなかったことは明らかである。それだけにこの「名」は問いを深めることになる（邦題は潔くその「問い」を放棄している）。『２００１年』がなおも「オデュッセウスの物語」であるのはどういう事態なのだろうか。なぜそれは「宇宙飛行士ボーマンの物語」ではないのか。

われわれの解明によると、そもそも宇宙飛行士ボーマンとは、抽象的な「人間一般」を生きている存在であった。そのときボーマンという「名」はどんな役割を果たすだろうか。個性的なキャラクター設定によって登場人物の名を印象づける（「マダム・ボヴァリー」や「カラマーゾフの兄弟」のような）という近代文学にはおなじみの努力が、『２００１年』ではまったくなされていない（同僚の「プール」が「ボーマン」の役目であってもまったく問題なくこの作品は成り立つ)。それどころか、もとより無きに等しいボーマンの名の役割は、ストーリーと共にさらに稀薄になっていくようである。宇宙船ディスカバリー号と地球の間に横たわる眩暈を起こさせるほどの距離は、管制からボーマンへの「呼びかけ」をいよいよ間延びさせていく。そして人工知能のHALによって通信機そのものが破壊され、同僚のプールが宇宙空間に放りだされ、さらには、ボーマンがそのHALすらも機能停止させた後には、最終的に彼の名を呼ぶものはまったくいなくなる。このときボーマンが「名」をもつことは、一体なにごとを意味しているだろうか。

「名」というもののあり方を考えるとき、われわれは『オデュッセイア』の第九歌の有名な場面へと導かれることになる。オデュッセウス一行は旅の途中で、一つ目の巨人、人食いのキュクロプス(「丸い目」という意味)たちの国を訪れる。その一人、ポリュペモス(「広く語られる」という意味)の洞窟に囚われの身となったオデュッセウスは、部下たちが無残にも食われていくのをただ見ているしかなかった。しかし彼は一計を案じ、自らの名を「ウーティス(誰もいない)」と名乗ることで罠をしかける。持参の酒でポリュペモスを泥酔させて、眠っているあいだに熱したオリーブの丸太で彼の目を潰す。その叫び声をきいて仲間たちが駆けつけ、誰に襲われたのかと聞かれたポリュペモスは、ただ虚しく「自分を襲ったものは〝誰もいない〟」と言うばかりで、その間にオデュッセウスらは首尾よく逃げおおせる(ホメロス 1994 上, 223-244)。

ここに注目するべきは、こうしたエピソードでオデュッセウスについて語られる「知」の特質である。それはポリュペモスがオデュッセウスを罵ることばの通り、「悪巧み(dolos)」の能力であって(「トロイの木馬」もまたオデュッセウスの「悪巧み」であった)、そうした知の暴力性はアドルノらも告発するものであった。しかしそれがここで偽名を使う能力として表れているのは偶然であろうか。むしろこの場面は、人間の「ロゴス」が、「知」と「言葉」の結びつきであることを決定的な仕方で描き出しているのではないだろうか。

偽名はただ偽りの名をいうことではない。偽名の本質は、名乗ることで自身の正体を隠すことにある。しかしこれは「名」の本性そのものと結びついた事態なのである。名が「誰か」を表示するということは、実在物を記号で標識することではなく、「誰もいない」ところに根源的に「誰か」を「呼び出す」という事態である。この場合の「誰もいない」ところとは、どこでもよいただの空白ではなく、いわば「誰か」が呼び出される「そこ（Da）」として、同時に呼び出されている場所である。こうしてオデュッセウスの「偽名」のエピソードが示すのは、「誰か」はつねにそうした「誰もいない」ところを引き連れており、ときに「そこ」に退避し隠れることができる存在だということである。この隠れることができるものが、隠れるところのない（「広く知られる」）ポリュペモスとの対比で描かれているのである。

しかしこの「誰もいない」は、いかにして「誰か」になっているのだろうか。「誰もいない」ところとは、換言すれば、「誰でもない」「生」の次元である。オデュッセウスは首尾よく洞窟を脱出した際に、「誰もいない」ところからも同時に抜け出て、キュクロプスに向かって「本当の名」をつげる。「キュクロプスよ、見苦しくも盲いとなったお前の眼のことを訊ねる者がいたら、こう答えてやれ、それはイタケの住人、城取りの誉も高き、ラエルテスが一子、オデュッセウスに潰された、とな」（ホメロス 1994 上．241）。この場面で名は、「誰もいない」ところすなわち「誰でもない」生を、いわば「誰か（オデュッセウス）」の「人生」へと媒介する役割を果たしている。しかしここで名によって生が媒介されるということは、端的に生が「名（オノマ）」をもつ「主人公」の「物語」として「語られるもの（レーマ）」となることに他ならない。名が「誰か」に呼びかけるとは、いわばその生を「言葉」のうえに移し置くことなのである。そして言葉のうちに生きる（「語られる」）ことになったその「誰か」は、そのときすでに「ロゴス」をもつ「人間」として想定されているだろう。

対するキュクロプスたちは、「誰でもない」の次元（隠れるところ）を持たず、つまりは「誰か」を表す「名」も持たない。彼らは互いを標識することはできても（それは動物もまたできるであろう）、名をもって言葉のうちに生きていない。しかしそのロゴスをもたないキュクロプスたちも、「知」はもつことができる。知は必ずしもロゴス（言

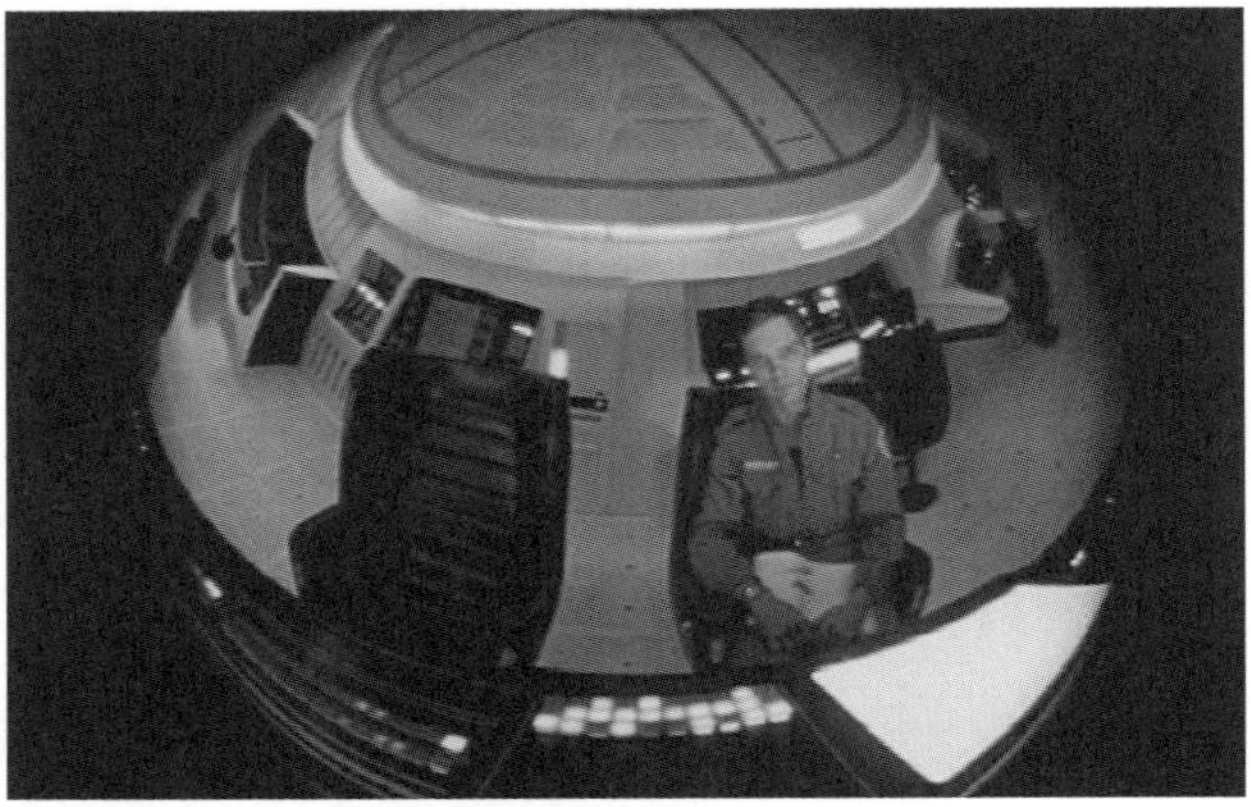

図１－１　HALの「目」に映ったボーマン（キューブリック 2001）

葉）を必要としないからである。このような暗黙の対比が、オデュッセウスと一つ目の巨人との対決には含まれていた。そしてそれが『２００１年』において、ボーマンと人工知能ＨＡＬの対決としてより鮮明に浮かび上がってくる。

　宇宙船ディスカバリー号がいわばオデュッセウス一行が閉じ込められたキュクロプスの洞窟である。そしてそこに組み込まれた人工知能ＨＡＬがキュクロプスである。ここでＨＡＬをキュクロプスとみなすことは、映画で描かれるような、宇宙船を監視するあの印象的な丸い目からの連想からばかりでない。実は目が「丸い（キュクロス）」ということは、ギリシア語で「すべてを包括して見る（パンオプシオス）」知のイメージでもある。ＨＡＬはそうした「目」を体現する限りにおいて、知そのものである（図１－１）。

　しかしＨＡＬもまたキュクロプスと同じ弱点をもっている。すべてを見張り、もはや酩酊することも眠ることもない（その点ポリュペモスより遥かに手強い）その機械の「目」は、自分自身を隠すことができない。目とはいわば「剥き出し」になった神経組織である。ＨＡＬがボーマンらのミッションを妨害するかにみえるのは、そうした目の存在構造に由来する一種のバグ（クラークは「神経症」とよんでいる）であって、ミッションの目的を隠すよう（すなわち「目を瞑る」よう）プログラムされた目が陥った、自己矛盾の結果である（クラーク 1993, §27）。要するにＨＡＬの知は、いかに高性能であろうと、隠れる場所（言葉）をともなったボーマンの知にかなわない。こうしてＨＡＬの「目」は、その監視を逃れたボーマンによって潰される

運命にあるのである。(2)

しかし、ボーマンはその際、オデュッセウスのように「名」を騙る必要はなかった。実は彼はすでに「誰もいない(誰でもない)」生の次元に半ば退いているからである。この次元はどんな「目」からもあらかじめ守られている。HALの目を逃れた(はじめから逃れていた)ボーマンは、「誰もいない」宇宙船内に取り残されるが、そこではもはや内省すら必要ない。彼はますます自らをその「誰もいない」次元へと開き、そこへと同化させていく。もはや隠れる必要もないまま、やがて彼は端的に「誰でもない」あり方へと退行していくだろう。いまやボーマンが生きるのは、名の無効化、生の脱主体化、主人公の解体という出来事である。作品後半のほとんど無言で展開されるシークエンスが、この作品が決して「ボーマンの物語」にならない理由を端的に示している。そこでは言葉の上の生が解体され、人間が「ロゴスをもつ」ことの意味が宙吊りにされていく。そして『2001年』の「フィクション」としての優れた働きが際立ってくるのは、まさにこの局面なのである。

3 「幼児」の二義性——人間像の脱構築

こうしてわれわれは、『2001年』の最後の場面、ボーマンが「幼児」の姿で描かれる意味を理解することできることになる。SF的想像力が描き出してきた人間(宇宙飛行士)の終局が、なぜ「幼児」でなければならないのか。哲学的思考は、ロゴス(言葉)による生の固有化をもって「人間になる」こととととらえ、未成年が「成人」になって名乗りをあげることをその範例としてきた(cf.「啓蒙とは自ら招いた未成年状態から出ていくこと」(カント 2011, 10))。そしてSF作品の多くは、そうした人間像と無自覚に戯れてきたといっていい。しかし『2001年』は、「幼児」というイメージを通じて、そのSF的想像力のあり方に挑んでいる。

そうした作者の意図を理解するためには、印象的なあの謎の直方体、「モノリス」の果たす役割を冷静に見極めね

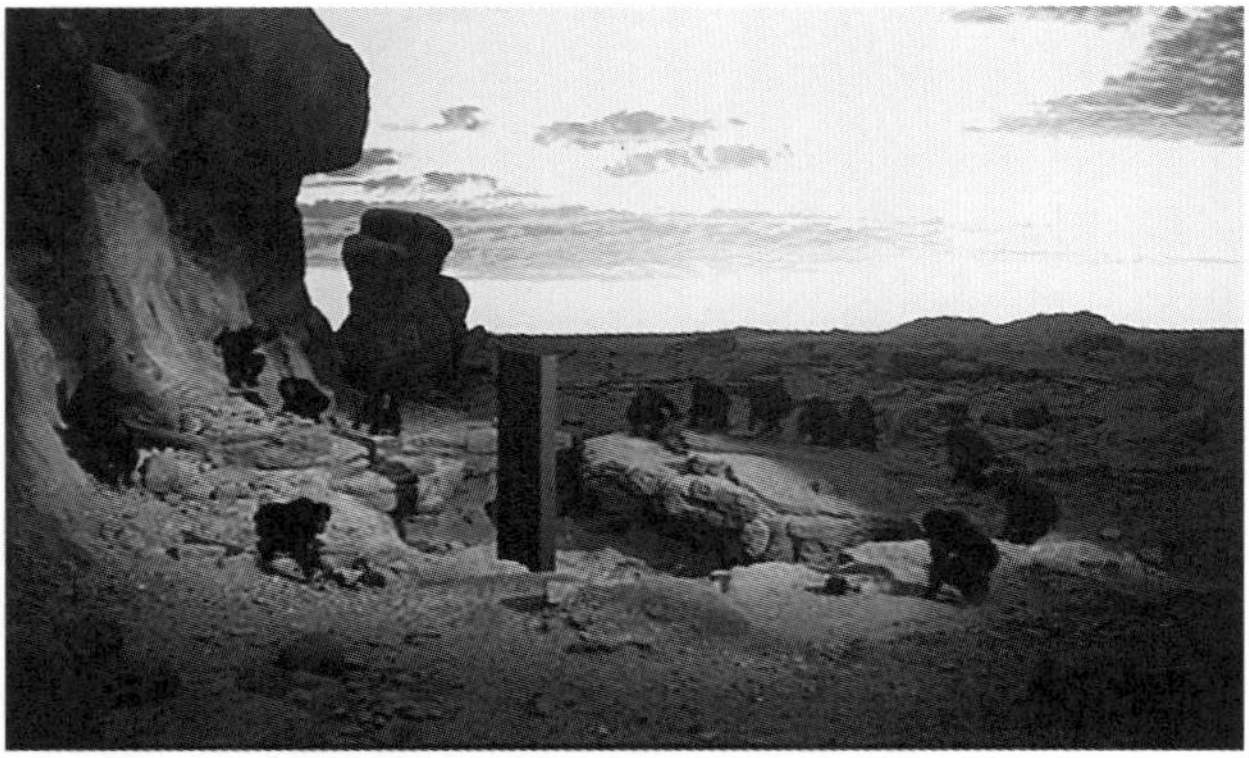

図1－2　モノリスによる「教育」（キューブリック 2001）

ばならない。モノリスは、作品の冒頭の、人類誕生の以前の「（まだ）誰もいない」空間に現れ、最後に、幼児となったボーマンが取り残された「（もはや）誰もいない」空間にまた現れる。このように数百万年と数億キロメートルの隔たりを短絡して、モノリスは「誰もいない」次元に立っていることに注目したい。キュクロプスの「目」と対決したオデュッセウスが、その偽名の示す「誰もいない」ところに隠れて窺い見ていたのと同じ「ロゴス」の眼差しを、モノリスもまた持っていると考えることができる。モノリスもまたそうした自らを隠すロゴスの眼差しであることは、その漆黒のたたずまいが象徴しているのかもしれない。

そのモノリスのロゴスに作者（クラーク）が託する役割は、キューブリックの映像の様式美とは対照的に（巽 2009, 52-56）、実はきわめて実用的なものである。モノリスは「ヒトザル」たちには知的トレーニングを施し、またボーマンには、あたかも檻の中に野生動物の「環境世界」を再現してやるように、都市のホテルの一室を張りぼてで再現してやっている。モノリスのこうした健気ともいえる働きは、要するに「人間」に対する「教育者」のそれなのである（図1－2）。ヒトザルのモノリスとの遭遇を描いた章が「学校（Academy）」と題されているのはそのためである。

ここには作者（クラーク）のロゴスに対する立場が示されているが、それは、『2001年』の制作に先立つ一五年前に発表されたクラークの小説『幼年期の終わり』（以下『幼年期』）を参照すればさらに明らかである。クラークがそこで描いていたのは、宇宙から唐突に飛来したある生命体が、未熟な人間たちを上空から見下ろし、いわば教育しようとする様子であった。人間たちの未熟さは、彼等がそう呼ぶところの「オーバーロード（上帝）」の圧倒的な技術力でたちまち矯正され、長らく望まれてきた理想的な人間世界が達成されたかに見える。そしてこの「歴史の終わり」（コジェーヴ）に至ってオーバーロードは、人間を見下すロゴスの眼差しの背後に押し隠してきた（彼らもまたロゴスの背後に隠れることができるのである）自分の姿を人間たちに示すのだが、それは、宗教画に描かれてきた悪魔そっくりな容貌と、鼻につく体臭をもった、人間よりやや図体の大きい醜怪な生き物であった。そして人類が語り継いできた悪魔の姿とは、かつて不幸な遭遇をしたオーバーロードの不快な記憶だったとされる（クラーク 2008, 400-401）。

「ロゴスをもつ」ことの理念を（それは伝統的には「神」とも呼ばれてきたはずだが）こうして「悪魔の似姿」として描くクラークの、西洋の伝統に対する皮肉は痛烈である。このロゴスへのアイロニーの直接の標的にされているのが「教育者」という像であった。『幼年期』では、オーバーロードによる教育が育種家の功利的な計画（ロゴス）にしたがったものであったことが明らかにされる。彼等は人間たちを無目的で助けようとしていたのではなく、いわば飼育していたのである。しかしここにクラークはある反転を導入する。オーバーロード達は実は自らの限界を自覚しており、自らが飼育する下等種の中から、その限界を超えるまったく新しい種が生まれることを期待している。要するにクラークは、この教育者オーバーロードにおいて、「ロゴスをもつ」ことの可能性を尽くして途方にくれている存在を描きだしている。こうしてクラークは、「理性的存在者」たる教育者の限界と絶望を描くことにおいて、ロゴスを相対化する地点に立とうとしている。

そこに「幼児（infant）」（「幼年期（childhood）」）が描かれることになる。「幼児」のイメージは、作者によって戦略的に両義的に使われている。それは一方で、ロゴスへと引き上げられるべき未熟な生という像であり、他方でそれは、ロゴスの手前に留保された「別の」生の可能性を示す。『２００1年』でボーマンは、教育者のモノリスの前で「成人」するのではなく、逆に「誰でもない」幼児へと退行していく。モノリスの役割は、あの妙な「保育器」を設置するまでで終わっている。こうして教育者の役割が無効になったところで、ボーマンはまるでテープを逆回しするように自分の生の記憶を遡行していくのだが（クラーク 1993, §45）、それは文字通りオデュッセウスの名乗りの場面の逆回し、「成人」宣言の逆である。まったく無造作にボーマンからその「誰か」が消去されていく様子は、まさに「ロゴスをもつ」という人間像の「脱構築」を意味しているのである。

『2001年』の作者はここに、SF的想像力が哲学の伝統的な人間像にただ追随するわけではないこと、「地球（大地）」の技術的な征服者、宇宙空間の生活者（宇宙飛行士）を描くだけで満足しないことを示している。この映画ではR・シュトラウスの交響詩『ツァラトゥストラかく語りき』が印象的に用いられているが、結論としてこの作品の幼児のイメージは、ニーチェが「地球（大地）の意義」とよんだ「超人＝幼児」に重なるのである。「幼児は無垢であり、忘却である。新たな開始であり、遊戯である。自分自身で回転する車輪、始原の運動、聖なる肯定」（ニーチェ 1973, 39）。そして『2001年』の最後のシーンはこうである。「目のまえには、スター・チャイルドに似合いのきらめく玩具、惑星・地球が、人びとをいっぱい乗せてうかんでいた」（クラーク 1993, 321）。このSF作品の作者はいまやこうして、「地球（大地）と戯れる」ことに、フィクションの想像力の優れて「インファントな＝ロゴスの手前にある」働きを自覚しているといえるのではないだろうか。(3)

しかしこの「地球（大地）と戯れる」というあり方を捉えることは、人間存在の「場所」について考え直すことを要求するだろう。なぜなら地球（大地）に埋め込まれていた（つまり自然を住処としてきた）生は、ロゴスでもって一気に宇宙空間（「至るところ」）に解き放たれるわけではないからである。「人間になる」ためには、その中間地帯というべき「地球（大地）の外」というトポスを通過する必要があった。伝統的に哲学が見過ごしてきたその曖昧な「場所」について、フィクションが探求することの意味を最後に考察しておきたい。

おわりに――「考古学」としてのSF

今日の人類学の知見では、直立二足歩行を特徴とする「ホミニン（ヒト族）」が、チンパンジーやゴリラなどとの共通祖先から別れたのは、約七〇〇万年前とされている。そしてそこから下って約二五〇万年前に、現生人類ホモ・サピエンスが属する「ホモ属」が分岐する。その際にこのホモ属のメルクマールとなっているのが、道具の使用であり、それが『２００１年』の冒頭の場面（ヒトザルが動物の骨を武器として使うことを覚える）で描かれていることになる。この場面は人類学の知見を正確に再現している点で（ただし小説ではそれが三〇〇万年前、映画では四〇〇万年前に設定されてはいるが）、この作品の科学的考証の手堅さをうかがわせるものとなっている。

ところでそのホモ属の種は何も現生人類（ホモ・サピエンス）ばかりでなく、絶滅した複数の種がいたことはすでによく知られていたが、最近の研究はさらに踏み込んで、その絶滅した人類種の遺伝子が現生人類に混入していること、つまり異種間の交雑があったことを明らかにしつつある。ネアンデルタール人との交雑が確認されたのに次いで、新たに発見された未知の人類（デニソワ人と仮に呼ばれている）の小指の骨の化石から抽出した遺伝子が、一部の現生人類の遺伝子に混じっていることもわかった（河合 2011, 第七章）。

異種と交雑していたというこの事実は、人間の「誰でもない」という生の次元の理解を深めてくれるように思われる。絶滅した、あるいは現生人類によって絶滅させられたホモ属の存在は、われわれには、オデュッセウスと出会ってしまったキュクロプスの運命を思わせる。しかし彼らは、現生人類が種として確立される過程で排除された存在ではなく、むしろ現生人類の「種の起源」に混入し、「ロゴスをもつ」というその固有性を根底的に不安定化させていた「他者」なのである（オデュッセウスの名乗りの場面の激情をみよ）。「誰でもない」とは、「誰か」を安全に保護する隠れ場所などではそもそもありえず、「誰か」である可能性をはじめから他者に脅かされているあり方なのである。

『2001年』の冒頭におかれる「考古学」的な描写の意義も、ここから理解されなければならない。実はその描写そのものが、ホメロス的な「帰郷の旅」の批判的な変奏となっている。考古学（アルケオロジー）の探求する「起源（アルケー）」とは、オデュッセウスの「故郷」と反対に、そこに近づくほど固有性がますます曖昧になる「非－場所」だからである。人類の起源を求め、ますます他の種と区別がつかなくなる方向に「地球（大地）」を掘り進むところに、考古学の逆説がある。同じことは、作品を締めくくる幼児性＝「ロゴスの手前」の表象についても言える。それはロゴスの純化された可能態などではなく、起源に割り込んだ他者によるロゴスの撹乱と多元化を意味する。現生人類の生は、言語の不可解な多型性という点からみても、根底的に「幼児的」といえるものなのである。[4][5]

いずれにせよ、こうしてロゴスとロゴスの他者が交錯する人間性の「非－場所」こそが、まさに「地球（大地）の外」というトポロジーを与えるのである。そして『2001年』のSF的想像力が「戯れる」のもそこである。しかしこの想像力の働きは、いかに荒唐無稽と見えようと、哲学とは違う仕方で、やはり人間の「ロゴスをもつ生（ゾーオン・ロゴン・エコン）」と向き合う試みである。違っているのは、SF的想像力はそこに、哲学が頑なに見まいとしてきたロゴスの他者（「エイリアン」）をあえて描き出す点である。果たしてそれは現生人類（人間）にとって何者であろうか。それが敵であるか味方であるかは本質的なことではない。いまやわれわれはその異形のものを、「隣－人」として理解しなければならないだろうし、さらには、私たち自身の可能な「別の」姿をそこに見ることができるのでなければならないのである。

注

（1）「安堵感（relief）」の語は引用元の訳書からは落ちているため、原著（Arendt 1958, 1）からの直接の訳出である。

（2）キュクロプス＝HALにおける、知の目潰しのモチーフを、ソポクレスの『オイディプス王』の悲劇と関連させる議論は一見魅力的である。しかしホメロスのキュクロプスのエピソードに関しては、エディプス・コンプレックスから解釈することは文献学的に無理があると中務はいう。Cf. 中務 1990, 4.

（3）こうした意味における「幼年期（インファンティア）」概念については、アガンベン 2007, 82-93 を参照のこと。

（4）この点については、スタイナー 1999, 第二章を参照のこと。

（5）幼児の言語の多型性については、次の論考を参照のこと。ヘラー＝ローゼン 2018, 第一章、第二章。

参考文献

Arendt, H. (1958) *The Human Condition*, The University of Chicago Press.

アガンベン、G．（2007）『幼児期と歴史』上村忠男訳、岩波書店

アレント、H．（1994）『人間の条件』志水速雄訳、ちくま学芸文庫

河合信和（2011）『ヒトの進化七〇〇万年史』ちくま新書

カント（2011）『永遠平和のために／啓蒙とは何か・他3編』中山元訳、光文社古典新訳文庫

キューブリック、S．（2001）『２００１年宇宙の旅』（ＤＶＤ）ワーナー・ホーム・ビデオ

クラーク、A．C．（2008）『幼年期の終わり』池田真紀子訳、光文社古典新訳文庫

クラーク、A．C．（1993）『決定版 ２００１年宇宙の旅』伊藤典夫訳、ハヤカワ文庫ＳＦ

スタイナー、G．（1999）『バベルの後に（上）』亀山健吉訳、法政大学出版局

巽孝之（2009）『『２００１年宇宙の旅』講義』平凡社新書

中務哲郎（1990）「『オデュッセイア』におけるポリュペモス譚について」『西洋古典論集』7、京都大学

ニーチェ（1973）『ツァラトゥストラ』手塚富雄訳、中公文庫

ノヴァーリス（2001）『ノヴァーリス全集』第二巻、青木誠之・大友進ほか訳、沖積舎

ヘラー＝ローゼン、D．（2018）『エコラリアス』関口涼子訳、みすず書房

ホメロス（1994）『オデュッセイア（上、下）』松平千秋訳、岩波文庫

ホルクハイマー、M．、アドルノ、Th．（2007）『啓蒙の弁証法』徳永恂訳、岩波文庫

第2章

ナヴィのように「見ることを学ぶ」ことができるか
──『アバター』と生命環境を知ることの倫理

池田　喬

はじめに──『アバター』は何を問うているのか

二〇〇九年に公開されたジェームズ・キャメロン監督の『アバター』は、３Dによる壮大な映像世界で観客を驚かせ、映画史上最高の世界興行収入を記録した。パンドラと呼ばれる衛星に広がる、原生的な自然の美しさ。野生的な生き物たちの動きの躍動感には、思わず息を飲むしかない。地球人たちとパンドラの住民たちが繰り広げる空中戦は、観る者もまるで旋回しているかのような迫力だ──。

『アバター』が大きな反響を引き起こした理由は、高水準の映像技術だけにあるわけではない。観客の一部は、この映画が倫理的に重要な問いを喚起しているのではないかと考え、そこに真剣な議論に値するメッセージを読み取ったのである。まずは、ストーリーの設定を説明しておこう。

時は今から約一五〇年後。地球人はエネルギー不足に悩んでいる。石油や天然ガスなどの地球上のエネルギー資源を取り合う時代は終わり、標的は宇宙に向かっている。

宇宙に浮かぶ衛星パンドラ。地球から遠く離れたその衛星には、希少な鉱物が地下に眠っていることが科学的調査により判明している。そこに眼をつけたエネルギー開発会社ＲＤＡ社は、パンドラに宇宙基地を作り、当地の鉱物を獲得しようと目論んでいる。

パンドラにはナヴィなどの先住民が住んでいる。彼女たちにとって、鉱山が眠る場所は、生命の源であり神聖な神であるエイワが宿る場所だ。その場所を掘り起こして鉱物を奪取するような行為は許されない。それは、神エイワ、その生命の力を分有して生きるあらゆる自然の仲間たち、そして自分たちのコミュニティを破壊することに等しい。

ＲＤＡ社は現地の開発援助に投資し、鉱物採掘への協力をこぎつけようとする。だが、ナヴィは依然として、エイワを源とする生命の連鎖を大切にし、地球人が作った学校や病院には興味を示さず、これまで通りの生活をしたいと思っている。その願いを無視して、神聖な生命を地球人が略奪することには抵抗する。そこで実行に移されたのがアバター計画だ。

ＲＤＡ社は、地球人とナヴィ人のＤＮＡを融合した人工生命体アバターを作り、ナヴィに酷似したこの人工身体と、この身体を操縦する生身の人間の意識をリンクできる装置をいくつかの基地に配備した。操縦士たちは、基地内からアバターを遠隔操作して、ナヴィのなかに入り込み、鉱物の採掘に協力するよう誘導することが期待されている。

『アバター』は数多くの問いかけを含んでいる。生命ある自然に人はどう関わるべきなのか。科学的自然観とスピリチュアルな宗教的生命観に折り合いはつくのか。大国の企業による開発事業が住民の生活を脅かすことは許されるのか。生命科学技術による身体の増強はどこまで許容可能なのか、等々。

数多くの問いのなかからここでは問いを一つに限定しよう。地球人たちは、ナヴィのように世界を「見ることを学ぶ（learn to see）」ことができるのか、という問いである。もっとも地球人といってもさまざまである。抵抗するナヴィから地球人の基地を守る傭兵部隊の隊長クオリッチ。アバター計画の責任者である宇宙生物学者グレイス。元海兵隊の負傷兵であり、ひょんな理由からアバターの操縦士に誘われ、治療代を稼ぐためにこれを引き受けたジェイク。この三者それぞれの「見る力」を本章では問おう。

なぜ問題をこう設定するのか。第一の理由は、『アバター』でナヴィが地球人に望んでいることは唯一、見ることを学ぶことだからだ。学校や病院の提供など望んでいない。ただ、地球人が、ナヴィが暮らす世界をナヴィのように見ることを学ばないこと、あるいは学べないことに驚き、失望している。

第二の理由は、この問いは、『アバター』の少し前、二〇世紀の終わりに、環境保護運動のなかから生じた反省と見逃しえない関連性があるからだ。カナダ西海岸のクラークワットサウンドのことはご存知だろうか。北アメリカでは、人手が加わっていない自然は「原生自然（wilderness）」と呼ばれ、科学者や環境活動家が保護の必要性を訴えてきた。パンドラに類似したこの地の広大な温帯雨林もまた原生自然と呼ばれ、人々を魅了してきたが、八〇年代から政府支援のもと民間業者による伐採が進められてきた。「森のなかの戦争」と呼ばれた抵抗運動は、一九九三年には九〇〇人の逮捕者を出すなど、カナダ史上最大の市民行動だったと言われる。そのなかで、「森を救え」といったメッセージのもと、ありのままの自然への不要な人為的介入を阻止するという環境保護運動のスタイルに対し、原生自然、この自然への介入者（政府、民間業者）、自然の保護を主張する市民、という三つ組によって、もともとこの地に住んでいた先住民の存在とその声がかき消されている、という議論が生じた。

こうした議論（とりわけ「原生自然」を唱える主張）は、先住民族の文化を温帯雨林の自然に深く根ざした伝統的な文化と位置づけることで、いわば「原生自然」を構成する自然景観の要素の一つとして先住民族の人々を表象したのである。この原生自然－西欧文化、伝統－近代という相互に交差する植民地主義的な二項図式のもとで、先住民族の人々は原生自然と合体させられ、温帯雨林の景観もそこに息づく文化が伝統的である場合にのみ「自然」と見なされたのである。（浅野・中島 2013, 20）[1]

環境保護を訴える良心的市民に、植民地主義的な発想が暗に作用して、そこに住まう人たちとその人が生きる世界が見えなくなっている、というのだ。『アバター』におけるグレイスもジェイクも、RDA社の鉱山開発に反対し、パンドラの自然の希少な価値とナヴィが大切にしてきた生活を破壊してはならないと戦う。感動的に描かれる彼女らの姿勢も、「森のなかの戦争」――パンドラでは文字通りの「戦争」になるのだが――をめぐる議論の後では、単純に肯定的に受け取ってよいのか、ためらわれる。ナヴィの側に立っているつもりでその声を無自覚のうちにかき消しているかもしれない。

第三に、先住民の声をかき消すのではなく先住民のように見ることを学べるかという、『アバター』と環境保護運動というフィクションとアクティビズムの双方から生じている問いに呼応した動きが、『アバター』公開前後から哲学・倫理学にも見られるということがある。世界を見ると言うとき、誰にでも共通の世界認識があり、その上でその世界にどう関わるべきかが個々に問われるという発想がある。しかし、たとえば証言の場面で、集団へのステレオタイプゆえに黒人よりも白人の方が信用されやすいなど、知の権威に関する不公平が存在する。「認識的不正義（epistemic injustice）」をキーワードにした認識論の倫理的転回は、不偏不党の観察者という理想像を絶って、知るものとしての人間のあいだに存する偏見や権力を主題化することが、倫理学の重要な課題であることを明らかにしてきた。[2]

作品、実践、理論のすべてから、「ナヴィのように見ることを学ぶことはできるか」を問うことが要請されている。本書に引きつけて言えば、生命環境倫理学をうたっている私たちは生命――住民のそれも含めて――を本当に見ることができるのか、と問われているようにも聞こえる。生命にどう関わる「べきか」を語る前に、生命がどう「あるか」の知の正当性を謙虚に点検せよ、と。科学者や自然愛好家と同様に、倫理学者も自らの知の限界やその正義について当然問われるべきだ。本章では、『アバター』とともに、生命環境倫理学の一分野としての「知ることの倫理」を探りたい。

1　軍人クオリッチの場合――ケアの倫理から

『アバター』の冒頭、パンドラの基地に到着した新米たちに、クオリッチ大佐が、パンドラは地獄のように恐ろしい場所だといって脅かしている。基地の外ではさまざまな生き物がお前たちを殺そうとしているがそれらを殺すことはとても難しい、と。パンドラに棲む生き物たちの凄まじい生命力を知っているという意味では、ナヴィも同じだが、彼女たちは、その生き物たちを恐怖の対象としてのみ知覚してはいない。むしろ、生き物たちは、生命の源から湧き出すエネルギーを分かち合うパンドラの一員として、脅かすこともあるが同時に自分たちを生かしているものとして見られている。

『アバター』のなかで、クオリッチは「見ることを学ぶ」ことができない典型的な地球人として描かれている。私たちにとって意味ある問いは、彼はなぜ学ぶことができないのか、である。

ダンとミショー（Dunn and Micahud 2014）は、クオリッチとナヴィの世界観の食い違いを、ギリガンが正義の倫理とケアの倫理と呼んだ道徳観の違いに結び付けている（ギリガン 1986）。正義の倫理においては、それぞれが自らの権利を主張すること、それゆえに生じる対立を調停するための一般的規則を定めること、その誰もが規則に従うことに同意することなどが道徳的な重要性をもつ。他方、ケアの倫理においては、他人を傷つけないこと、他者との具体的な関係、相手の特殊なニーズへの応答、共感的な情緒的態度の意義が強調される。たとえば、子育てのようなケアの営みにおいては、目前の子どもに固有なニーズを聞き取ってなすべき行為を決定する必要があり、意思決定のために万人が従うべき規則は存在しないか、そのような規則の適用では物事はうまくいかない。代理不可能な他者との関係のなかで自分自身のあり方は見出されるのであり、「愛」もそうした関係の重要な要素として考察されるべきものだ。

クオリッチの道徳観がギリガンのいう正義の倫理と一致するかどうかは疑問だが、彼はたしかに（軍隊式に）規則に従うことが物事を進める最善の策だと信じ、個人的感情や他者への共感ゆえに、規則への忠誠が妨げられることを許しがたく思っているようだ。このことは、たとえばナヴィの女性ネイティリと親しくなったジェイクがナヴィ側に立ったときに、「村の娘っ子に惚れて任務を忘れちまったか」と言って殴りつける場面に現れている。他方、ナヴィの道徳観はケアの倫理のほうに近い。たとえば、パンドラで生き物同士が殺しあったとき、エイワの声は、裁判官のように一方を裁くのではなく、死んだ命がふたたび生命のエネルギーの循環に加わるように、生命の全体的バランスを維持しようとする。生き物を止むをえず殺す他なかったとき、パンドラに住む者がすべきなのは、殴られるなどの罰を受けることではなく、傷つき死んだ命のために祈ることである。

ギリガン以来のケア倫理学では、具体的な人間関係を考慮しない論理的解決や規則の遵守を旨とする道徳観はしばしば男性的なものだとされる。相手よりも上に立とうとする競争に男性の多くは人生を費やしており、そういう社会環境では、利害を調停するための規則が重要視される。男性優位の社会では、普遍的な原理原則に従うことが道徳的行為者のモデルとされ、親密で情感的な人間関係のなかで自らを理解するケアの倫理は過小評価され、その意義は見逃されがちだという問題も指摘されている。たしかに、ネイティリとの親密な関係を通じてナヴィへの共感を示したジェイクを殴るクオリッチが、「女々しい奴だ」と吐き捨ててもおかしくはない。ケアの倫理は「男らしく」なく、そこで女性性は取るに足りなさを意味している。(3)

ケア倫理学においては、功利主義などの近代の道徳理論も、具体的で親密な関係を過小評価する「男らしい」道徳観の一部とみなされることがある。たとえばキテイ（Kittay 2010）は、倫理学者によるケアの倫理の格下げに認識上のトラブルを見出している。重度精神遅滞者の母親であるキテイは、重度精神遅滞者は一定の動物よりも心理的能力において劣っており、人格としての道徳的地位をもたない――このことは、このように重い障害をもつ新生児の安楽死は許されるという含意をもつ――とする功利主義者のシンガーらに、自分の娘らに会いに来るように勧めたことがある。彼女からすれば、娘セーシャが特定の人物や音楽への愛好を示していることは経験上明らかであり、たとえば美的な喜びを享受できないとするような認識は問い直される必要がある。だが、シンガーは実際に会うことに興味を示さなかった。彼にとって有益な知を与えるのはＩＱテストや神経科学であり、母と子のあいだのケア的関係から得られるような現場の知は重要でない。

『アバター』でクオリッチは、ネイティリとの親密な関係を通じてパンドラの生命について学んだジェイクの知を一蹴した。クオリッチにとってナヴィに道徳的地位はなく、結果、予告もなく無差別攻撃をはじめる。そのとき、ジェイクはナヴィ側で戦うことになる。キテイは、哲学的論点を示すために自らが利用している対象について知る「認識上の責任（epistemic responsibility）」と、知らないことを知らないと受け止める「認識上の謙虚さ（epistemic modesty）」の欠如のかどでシンガーらを批判するこの論文を「戦場からの手紙」と題している。もちろん、シンガーらがキテイの子どもたちをクオリッチのように攻撃し始めるわけではない。しかし、地球人が見ることを学ぼうとしないことへのナヴィの失望と怒りは、戦いの相貌を帯びて、セーシャのように見ることを学ぼうとしない理論家へのキテイの失望に重なる。(4) 見ることを学ぶかどうかはそれ自体で道徳上の争点になりうる。

2　宇宙生物学者グレイスの場合――科学的世界観と神聖さの感覚

では続いて、宇宙生物学者でありアバター計画のリーダーであるグレイス・オガースティン博士は、ナヴィのように「見ることを学ぶ」ことができるのだろうか。

グレイスはＳＦ映画によくあるマッドサイエンティストではない。むしろ、優秀な科学者であると同時にＲＤＡ社のアバター計画のプロジェクトリーダーでもあり、産学連携も楽々こなす今時の科学者だ。また、パンドラの自然の真の価値を知る科学者の立場から、ＲＤＡ社側の人たち――クオリッチや、本社と株主の反応を気にしながら、資源獲得というミッションを唯一の関心事とするビジネスマンの責任者パーカー――の強引な方針に反対している。アバターの操縦主として基地外に出て、現地の自然調査を進めるだけでなく、学校を開いて英語を教えていたこともあり、ナヴィと実際に交わった経験がある。クオリッチらの傭兵部隊が武力行使に出た時には、同じくアバター操縦士のジェイクらとナヴィ側に立って抗戦している。見ることを学ぶための条件はすべて揃っているように見える。

実際、グレイスがパンドラの自然について語るとき、そこに脅威のみを見るクオリッチとは違い、その生命の力への喜びの混ざった驚きがある。ナヴィにとって最も神聖な場所では「生物学的に何か超越的なことが起きている」と興奮気味に語り、「ネイティリの目で」世界を見るようにジェイクに助言する。ナヴィのように見ることを学ぶことがアバターの課題であることも理解している。

生物学的に驚嘆すべきことの内実をグレイスが語るのは、ブルドーザーで伐採をはじめたパーカーやクオリッチに、森の木は神聖だとして抗議する時だ。「ただの木だ」と言い放つパーカーに、神聖であるとはどういう意味かを問われて、彼女はこう答える。そこには生物学的に意味ある何かがある。木の根と根が交信するその複雑さは脳のネットワーク以上であり、ナヴィはこの驚異的ネットワークに自由にアクセスできる、と。そういう「データの宝庫」を壊したことに、グレイスは怒り、抗議する。

グレイスによるパンドラの自然の神聖さは科学の言語で説明されており、自然への関わり方もデータの採取という科学者の態度でなされている。このような見方は、パーカーのように、生命のエネルギーを地球人が活用する「資源（resource）」として見ることとは異なる。エネルギーは自分たちへの有用性からではなく、生物学的な価値の点から見られている。しかし、この見方は、ナヴィのようにエネルギーを見ることともただちに一致しない。ナヴィにとって、エネルギーは命あるもののなかを流れている何かである。一切は相互に結びついており、それぞれの生き物はほかの生き物から借りたエネルギーによって生きており、その借りはいつか返さなくてはならない。エネルギーの循環は、科学的データとして見られているのではなく、それへの態度は感謝や祈りであって、観察や分析ではない。

実際、ナヴィはグレイスの学ぶ力を信用していないようだ。この点は、「サンプルを採りたいけど、よそ者は禁じられている」と残念がるように、グレイスが神聖な場所へのアクセスを許されていないことに現れている。なるほど、彼女はアバターとして現地の人々に接触し、英語を教えてもいたし、自分でもナヴィ語を勉強している。アバター計画は、平和的に地下鉱物の採掘をナヴィに認めさせるものであるため、伝達可能な言語は不可欠である。だが、ナヴィが求めているのは、単に伝達の手段として、あるいは説得や交渉の手段として言葉を教え込まれたり、表層的に学んだりすることではない。学ぶべきはナヴィの生活の仕方であり、世界を見る仕方は生活を本当にともにすることなしには学べない。

さらに、アバター計画のリーダーであるという事実は、グレイスのダークサイドを彷彿させる。『アバター』は科学者の仕事についての道徳的問題に触れておらず、グレイスにクオリッチのような非道さを感じる人はほぼいないだろう。しかし、ディネロ (Dinello 2014) が指摘するように、たとえば、アバターが、地球人とナヴィのＤＮＡを融合した人工生命体である以上、どのようにしてナヴィのＤＮＡを採取したのか、という問題は看過できない。

ヒトゲノム・遺伝子解析研究の場合、研究責任者は、ゲノム提供者に、起こりうる不利益も含めて十分な説明をした上で、提供者から自由意思に基づく文書による同意（インフォームド・コンセント）を受けなくてはならず、その際、偽りや不当な方法に訴えてはならない(5)。こうした同意を得られるような言語的環境が整っていないのに同意のサインをさせたとすれば、そこには不当な方法があったと考えざるをえない。グレイスは、アバター計画の責任者である以上、これらの不正な行為について知っており自ら命じたか、あるいはそもそもナヴィに同意は不要だと判断したかしたはずである。この場合、ナヴィは意思や判断能力をもたない何か、あるいは自然の一部として見なされており、かつ、それゆえに自由に操作してよい対象と見なされていることになる。そうであれば、グレイスの立場は、ナヴィの視点など無関係のクオリッチに接近する。ナヴィの立場から世界を見ることは不可能なようにも思われる。

しかし、グレイスは、クオリッチとは異なり、一瞬だけだが、ナヴィのように世界を見ることができた。彼女は、壮絶な武力行使にでたクオリッチらにジェイクらと抵抗しようとした途端、クオリッチに撃たれてしまう。そこで、ジェイクが、エイワの力でグレイスを助けて欲しいとモアトに懇願し、グレイスは、それまでアクセスを許されなかった神聖な場所にはじめて立ち入ることになる。意識が朦朧とするなか、彼女は「サンプルを採取しなきゃ」と言い、ついに「データの宝庫」に近づいたことへの喜びを表すが、モアトらの努力も空しく、息を引き取る。その死の直前、グレイスは科学者としてではなく、エイワの力を信じるものとして、「エイワが存在している、本当にそこにある」と口にする。彼女には、科学的な世界の枠付けを放棄したその最後の瞬間まで、自分の命がエイワの力のつながりの一部として問題になり、その一部であることを祈るようなことは起こらなかった。その最後に、ナヴィのように見ることを学んだように見える。『アバター』は、科学的な世界観とスピリチュアルな世界観は相いれず、前者を捨てたときに後者のように世界を見ることができる、というメッセージを伝えている。

ここで環境倫理学の源流とも言われるレイチェル・カーソンのことを考えてみたい。カーソンは、一九六二年の出版後すぐにベストセラーとなった『沈黙の春』で、当時の米国で行われていた合成化学物質ＤＤＴ（殺虫剤）の散布による生態系へのダメージを告発し、広範囲に環境問題への危機的意識を高めたことで知られる。グレイスとカーソンは、科学者としてともに自然環境破壊に抗議している。ただしカーソンは、科学者として仕事をすると同時に、自然の大いなる力に驚嘆する感性について多数執筆した。彼女の場合、自然の精巧さや斉一性の認識は、自然の崇高な偉大さの感得と連続している。

カーソンは、一歳八か月の甥ロジャーを抱いて、強い風のなか夜の海岸へ降りて、波打ちぎわまでいったとき、

「その場所、その瞬間が、なにかいいあらわすことのできない、自然の大きな力に支配されていることをはっきりと感じ取りました」(カーソン 1996, 8) と回想している。この経験にとって子どもと一緒に自然のなかに立ちすくむことは本質的な契機である。というのも、カーソンによれば、子どもと一緒に世界を見直すことで、視覚中心で世界を認識しがちな大人は、「しばらくつかっていなかった感覚の回路を開くこと、つまり、あなたの目、耳、鼻、指先のつかいかたをもう一度学び直すこと」(*Ibid.*, 28) ができるからだ。暗くなった海岸で視覚は最大の情報源ではない。カーソンはロジャーに、うなるような風の音や、海の匂いについて語りかけ、その場をあらゆる感覚をもってともに体験したことだろう。音を聴くことの重要性は、たとえば、春になるとモリツグミが庭で歌っているのに、その声を一度も聞いたことがないという人がいる、という実情に照らして強調されもする。本当に「聞く」ためには、音を聞き分けることを学ぶ必要があり、この感覚の回路は、科学の目で自然を見ることの必要性を知らせる大事なセンサーでもある。このことは、『沈黙の春』が、「春がきたが、沈黙の春だった」(カーソン 1987, 12) という、鳥の鳴き声がしないことを聞き取る経験から始まることに現れている。

「見ることを学ぶ」というときの「見る (see)」という語は視覚だけを指すわけではない。むしろ、「わかる」という意味をもつように、多様な感覚に開かれ、思考や推論も含めて、広く世界を認識するあり方を指す。カーソンとグレイスの認識能力の違いは、第1節で触れた、ケア的で共感的な思考という点から描きなおすことができよう。ケア的な思考においては、親密で特別な関係性のなかで、相手とのやり取りのなかで状況を認識し、その状況のなかに生きる自己を理解する。カーソンは、ロジャーに小さな頃から自然に触れさせようとするなかで (これもケアの一部である)、ロジャーと「一緒に」世界を見て、「ロジャーの目で」世界を見ることで、自然の偉大な力に驚嘆する自分を見出している。グレイスは、「生物学的に何か超越的なことが起きている」と述べ、自らの理論的フレームをはみ出しそうになっていたし、ジェイクに「ネイティリの目で」見るように助言してもいた。グレイスにおいても、科学的世界観をもつこととナヴィのように神聖なものとして自然を見ることが相反するわけではなく、前者は後者を準備しつつある。しかし、彼女自身は親密な関係性をナヴィの誰かと築くことはなかったし、その誰かの目で世界を見ることもなかった。アルサジ（Al-Sagi 2014）は、「一緒に見ること（seeing with）」を「他者への愛着の力を通じて知覚的・情緒的地図を描きなおすこと」としている。ナヴィのように見ることを学ぶにはこの力が必要であった。

3 主人公ジェイクの場合——ポストコロニアルな視点

『アバター』の主人公ジェイクは、ナヴィのように見ることを学ぶのにもっとも成功した者として描かれている。ナヴィ一族の前に連れてこられて、何をしにきたのかを聞かれたとき、彼は「学びに来た」と答え、ネイティリからさまざまな事柄を学ぶことを許される。ナヴィ語を学び、矢を学び、「エネルギーの流れ」や「動物の魂」の考え方を学ぶ。立ち退きを認めさせるというアバターとしての役割を忘れ、楽しんで学び、ネイティリと恋に落ちる。パーカーやクオリッチのやり方には反発し、対立する。

ダンとミショー（Dunn and Micahud 2014）は、ネイティリとジェイクの教え学ぶ関係を、母親から子へのケアに含まれる道徳観に結び付けている。母の仕事とは、ルディックによれば、「子どもの生命を維持すること」「子どもの成長を促すこと」「社会的に受け入れられるように子どもをしつけること」である（Ruddick 1989）。母親的ケアとは、その時々の生命維持の仕事であると同時に、長い時間幅で子どもの人生を扱う仕事でもある（その真逆は、殺戮であり、他人の人生を狂わすクオリッチの仕事であろう）。たしかに、ネイティリは、ジェイクに出会ったとき、「子どもみたいに何も知らない」と言っており、実際、言葉、生活の仕方、世界の仕組みを教えることは、ネイティリが「学ばなければ命を落とす」と言うように、母親が子どもの生命を維持しその成長を促すことと重なる。カーソンが子どもと一緒に自然を歩き回って見ることを学ばせるように、ネイティリもジェイクと一緒に世界を見直し、語り直すのであり、それは同時に、ナヴィに受け入れられるように子どもをしつけることのようであった。

このようにジェイクはナヴィのように世界を見ることを学ぶには最適の環境にあるように見える。しかし以下で見るように、ポストコロニアル理論の観点からするとこの見方は楽観的すぎる。

コロニアリズム（植民地主義）といえば、ある地域を植民地として政治的に支配する政策をまずは想起するだろう。そういう意味では、植民地化されていた諸国が独立した後、コロニアリズムはすでに過去のものになったように思える。しかし、長きに渡る植民地支配の及ぼした多方面での影響は、政治的独立とともに消え去るわけではない。たとえば、ヨーロッパ諸国が、中南米やそれ以外の非ヨーロッパをどのようにイメージし、記述し、描いてきたか、を考えてみたらどうか。ヨーロッパが、知的にも技術的にも道徳的にも進んでいて、非ヨーロッパの地域に、知識、テクノロジー、社会体制などの面で指導的にふるまう、という西洋中心主義なら、露骨な植民地支配のかたちはとっていなくても、今でもさまざまなかたちで見つかる。世界をイメージするその仕方――そして、そのイメージのもとでさまざまな施策が現実に行われる――としてのコロニアリズムが、政治的独立のあとにも残存するその仕方を、ポストコロニアル理論（ポストとは「後」という意味である）は問題視してきたのである[6]。

しばしば西洋の作家が植民地の女性たちを描くとき、その女性たちは、エキゾチックでエロティックな魅惑を備えた対象として表象され、かつ、この女性の表象は、支配者側が被支配者側に求める姿を反映していると言われる[7]。つまり、「「優しくて、穏やかで、美しい、何でも許容してくれる、苦難にも耐え忍びこつこつと利他的にふるまう」というような「女性的」イメージ」（開沼 2012, 51）である[8]（図2－1）。

ポストコロニアルな観点からすると、ネイティリのジェイクへの振る舞いを、母親の子どもへのケアと重ねる解釈には警戒が必要だ。ネイティリは、ジェイクを「子どもみたい」として、無知も含めてほぼすべてを許し、命をかけて彼を保護し、外部の人間である彼に永遠の愛を約束して、からだを許す。こうした女性的振る舞いは、母親性の誇張であると同時に母親的ケアの域を超えており、そこに甘美なエロティックさが含まれていることを見逃すことはできない。

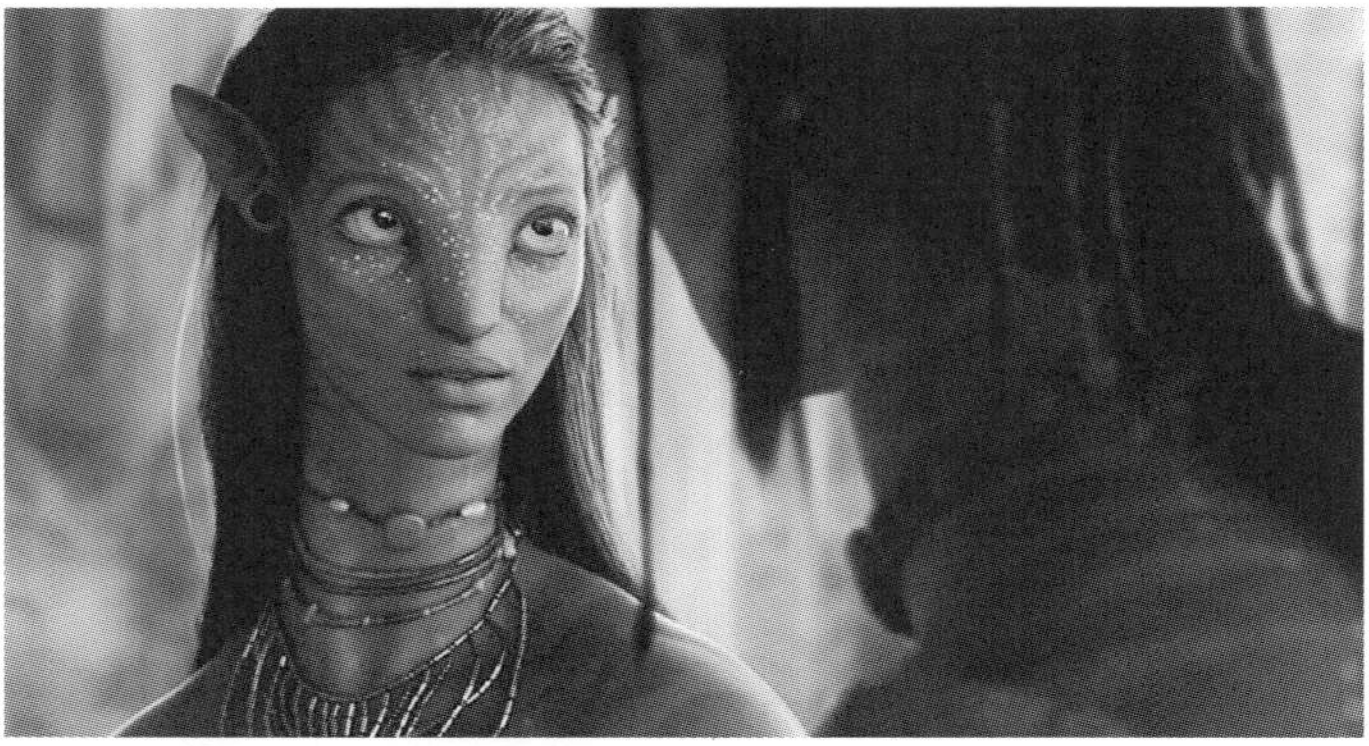

図２−１　ネイティリがジェイクに「女も選べる」と言うシーン（キャメロン 2010）
ネイティリはエキゾチックでエロティックな魅惑を備えた対象として描かれており、支配者が被支配者に向けるとされる「女性的」イメージに近い。

ネイティリが、支配者が被支配者に向けるとされる「女性的」イメージに相当近いことはたしかである。実際、ジェイクはすべてを許容するネイティリに対して、そしてネイティリからの学習を通じて一員とみなされたナヴィのメンバーに対して、アバター計画を基盤として権威的にふるまっているように思われる。そんなことはないと思われるかもしれない。というのも、ジェイクこそ、武力行使に出たＲＤＡ社に対してナヴィ側で闘い、しかもすぐに撃たれて死んだグレイスとは違って、ナヴィを勝利に導く活躍をした人物だからだ。

しかし、条件が揃えば、善意に基づいても権威の獲得は可能である。攻撃が始まった時、モアトはジェイクに「助けて」と懇願する。ナヴィに受け入れられた途端、地球人側の戦力や作戦を知る者として、ジェイクはナヴィを救いうる唯一の人物という力をもち、ナヴィはジェイクに依存する立場になった。その後すぐ、ジェイクは、最強の翼竜トルークを乗りこなすことに（なぜか）成功する。これに成功した者はナヴィの歴史でもわずかであり、トルーク・マクトと呼ばれて崇められており、トルークに乗って現れたジェイクをナヴィの者たちは一族をまとめるリーダーとして仰ぎ見る（図２-２）。指導的立場に立ったジェイクは、ネイティリに英語で命令すると彼女はこれに従う。一族全体に演説を行うために、これまでジェイクを敵視していた（ナヴィの若者たちのリーダー的存在でネイティリに恋してもいた）ツーティに英語からナヴィ語への通訳を頼むと、ツーティは快諾する。

ジェイクがナヴィを地球人から守ったことはたしかだし、ナヴィを攻撃したり、資源を奪ったりしたわけでもない。しかし、彼がナヴィの指導者になったのは、アバター計画が行ったナヴィ人への英語教育あってのことであり、それによって、地球人への戦闘行為へとナヴィらを団結させることによってであった。これによって、ナヴィ語はナヴィの意思決定の言語としての力を失い、命の連鎖としてあらゆる生き物を見るのとは別の戦闘の論理が地球人からナヴィにもちこまれたのである(9)。

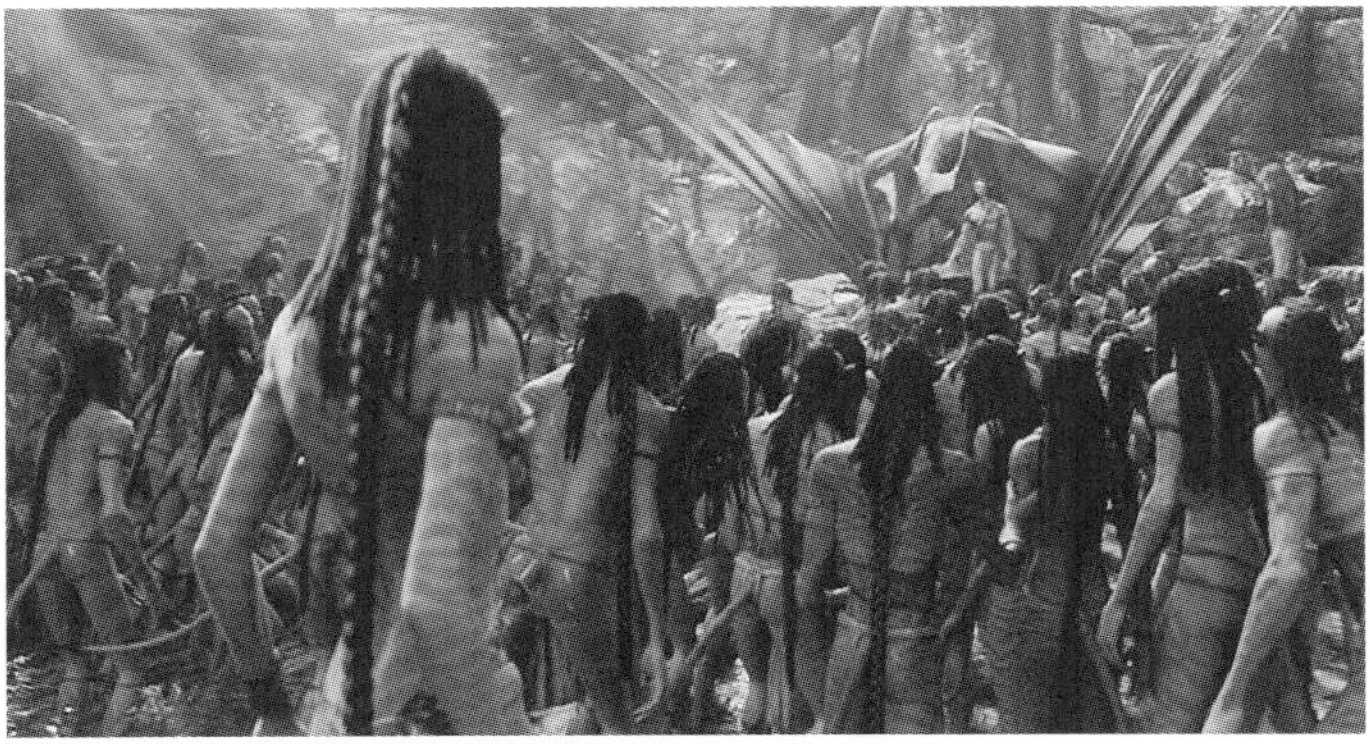

図2−2　翼竜トルークに乗って舞い降りたジェイクをナヴィたちが仰ぎ見るシーン（キャメロン 2010）

ジェイクは、ネイティリの目で、ナヴィのように世界を見ることを学びえたのだろうか。彼自身はそうだと言いそうだが、ならば私たちは次のことを教えるべきだろう。彼は、情報へのアクセスに関わる認識的優位を背景に、ナヴィに彼の言語で、彼の視点で状況を見るようにさせ、他者への愛着を通じて自分の知覚地図を変革する構えを失った。あるいは、ネイティリに魅了される仕方に支配者側が被支配者側に向ける眼差しが混入していたなら、もともとネイティリの目で世界を見ていたのではなく、自分が見たいものしか見ていなかったのかもしれない。ジェイクにはナヴィへの悪意はないが、自分が権威的にふるまっていることや、それを可能にしている自らの特権的立場などについて——ネイティリの第一印象を繰り返せば——「何も知らない」のであり、知らないことへの謙虚さを欠いている、と。

おわりに――知ることの倫理という次元

神ならぬ人間に完全な認識者は存在しない。当たり前だが、倫理学者もそうである。倫理学者も世界を正しく認識していないかもしれないし、悪意から自由ではないかもしれない。だがもっと厄介な問題は、どんなにきちんとした考えをもち、どんなに善意をもって人と接している場合でも、社会環境が自らの価値観に与える影響、理論的フレームによる別の見方への視野の遮断、自らの社会的立場ゆえの物の見方の偏りや歪みに、隈なく気がつくことはむずかしい、ということだ。

『アバター』は地球人がナヴィのように見ることを学べるかを問うた。本章の結論は、ジェイクも含めて誰も見ることを学べていない、というものだ。これはストーリーとしてはハッピーではないが、なぜ学べ「ない」のかを多面的に学べる点で、生命環境倫理学の認識論的課題を考える本章にとっては有益である。のみならず、ケア的・共感的思考、科学的世界観とスピリチュアルな自然観の折り合い、ポストコロニアル的視点など、生命環境を歪みなく知るための積極的な示唆も引き出された。

これでは自然をどう見るかという話ばかりで、自然にどう接するべきかという倫理の話になっていないと思われるかもしれない。けれども、見ることを学べという訴えが告発しているのは、自然を見ること自体の困難である。自然「そのもの」といっても、それをエネルギー源として、科学的対象として、原生自然として見ること自体、一定の仕方で自然をフレーム化したものにすぎない。クラークワットサウンドの教訓によれば、政府、企業、科学者、自然保護者のいずれも、自然を語るときに先住民の視点が抜けている点では奇妙なことに一致する傾向がある。ナヴィのように見ることを学べるか。この問いは、生命環境倫理学を学ぶ私たちが自覚すべき「知ることの倫理」の所在を示しているのだ。

注

（1）この問題提起はもともとBraun 2002によってなされた。

（2）Kidd, Mednia, & Pohlhaus 2017を参照。本章副題の「知ることの倫理」という表現はこの分野の先駆的著作であるFricker 2009から借用した。

（3）ケア倫理学に対しては、本質主義的な母性主義ではないかという疑いが向けられることがある。この見方は少なくともギリガンに関しては正しくない。ブルジェール2014の次の評価は公平だと思われる。「彼女〔ギリガン〕にとって、問題なのは、男性と異なった、望ましい感情に由来する女性の道徳を考えることではない。彼女の目的は、道徳の基盤それ自体を問題とし、他者を心配することに根ざしている実践、その多くは女性によって実現されてきたがゆえに過小評価されてきた実践を明るみにすること」（ブルジェール2014, 28）である。また、「ギリガンの主張は、女性の道徳を心づかいや配慮に還元したり、男性の道徳を抽象的な正義に還元することではない。そんなことは、ばかげている。肝要なことは、このような行動の傾向が男女に社会的に割り当てられていることを暴露し、アイデンティティが子供のころから社会的に形成されてきたジェンダーへの服従によることを問うことだ」（*Ibid.*, 37）。

（4）池田2017はこのキテイ論文の紹介を含む。キテイの狙いは、重度精神遅滞者の道徳的地位についてのシンガーの主張を覆すことではなく、その主張を支える事実の認識の仕方に目を向けることの重要性、こうした問題の重要性への注意の欠如を指摘することにある。倫理学に関わる認識論的問題は、どういうタイプの事実に依拠するべきかという問題のみならず、認識者としてのあり方はどうありうるのか（いかに偏見などを取り除くか）や、認識者としてどうあるべきなのか（例えば、オープンマインドネスなどの徳に関わる問題も含む。シンガーがこうした問題をシリアスに受け止めた場合に、重度精神遅滞者の道徳的地位についてどう議論し直すか（あるいは特に変更は必要ないと判断するのか）は彼自身に任されている。

（5）「ヒトゲノム・遺伝子解析研究に関する倫理指針」（文部科学省・厚生労働省・経済産業省平成一三年三月二九日、平成二〇年一二月一日一部改正）参照。

（6）ポストコロニアリズム研究への手ごろな入門書として本橋2005を参照。

（7）たとえば、フランスの画家ドラクロワが、フランスによるアルジェリアの占領後まもなく北アフリカを旅行したあとに発表した「アルジェの女たち」（一八三四年）は、オリエンタリズム芸術としばしば見なされている。後の印象派に影響を与えた色彩技術などで高い評価を受けているこの作品で、絵のなかで床に横たわる女たちは、受動的で、官能的で、装飾的であるだけでなく、その「支配されてもよい、支配されるのを待ち受けている女性」の姿は「フランスが支配すべきアルジェリアのイメージに重なった」という指摘もある（吉田 2003）。

（8）開沼 2012 は、福島第二原子力発電所事故直後の「知識人」による「東北」についての語りにこの表象の構造を見て取っている。

（9）西洋的価値観を標準として、それより劣る——ここでは、そのままでは地球人に並べない——とみなす言語や慣習を標準に〈高める〉という態度や政策はしばしば文化帝国主義と呼ばれる。この過程は、教育や支援の名の下に行われるために可視化しにくいが、その分、その支配力には浸透性や執拗さがある。ヤングは、文化帝国主義を、搾取、周縁化、無力化、暴力と並ぶ抑圧の一形態としている。Young 1990, 第二章参照。

参考文献

Al-Sagi, A.（2014）“A Phenomenology of Hesitation: Interrupting Racializing Habits of Seeing” Emily S. Lee（ed.）*Living Alterities: Phenomenology, Embodiment, and Race*, State University of New York Press.

Braun, B.（2002）*The Intemperate Rainforest: Nature, Culture, and Power on Canada's West Coast*, University of Minnesota Press.

Dinello, D.（2014）“See the World We Come From: Spiritual versus Technological Transcendence in Avater”, George A. Dunn（ed.）*Avater and Philosophy: Learning to See*, Wiley-Blackwell.

Dunn, G & Micahud, N.（2014）“The Silence of Our Mother: Eywa as the Voice of Feminine Care Ethics”, George A. Dunn（ed.）*Avater and Philosophy: Learning to See.*

Fricker, M.（2009）*Epistemic Injustice: Power and the Ethics of Knowing*, Oxford University Press.

Kidd, I. J., Mednia, J., & Pohlhaus G. Jr.（ed.）（2017）*The Routledge Handbook of Epistemic Injustice*, Routledge.

Kittay, E.（2010）“Personal is Philosophical is Political: A Philosopher and a Mother of a Cognitive Disabled Person Sends Notes from the Battlefield” Eva Kittay and Licia Carlson（eds.）*Cognitive Disability and its Challenge to Moral Philosophy*, Wiley-Blackwell.

Ruddick, S.（1989）*Maternal Thinking: Toward a Politics of Peace*, Ballantine Books.

Young, I.（1991）*Justice and the Politics of Difference*, Princeton University Press.

淺野敏久・中島弘二（2013）「序章　自然の地理学——自然と社会の二元論を超えて」『自然の社会地理』海青社

池田喬（2017）「反種差別主義VS種の合理的配慮——動物倫理への現象学的アプローチ」『倫理学論究』第四巻第二号、関西大学倫理学

研究会、pp. 10-22
カーソン、R.(1974)『沈黙の春』青樹簗一訳、新潮文庫
カーソン、R.(1996)『センス・オブ・ワンダー』上遠恵子訳、新潮社
開沼博(2012)『フクシマの正義――「日本の変わらなさ」との闘い』幻冬舎
キャメロン、J.(2010)『アバター』(DVD)二〇世紀フォックス・ホーム・エンターテイメント
ギリガン、C.(1986)『もうひとつの声――男女の道徳観の違いと女性のアイデンティティ』岩男寿美子監訳、川島書店
ブルジェール、F.(2014)『ケアの倫理――ネオリベラリズムへの反論』原山哲・山下りえ子訳、白水社
本橋哲也(2005)『ポストコロニアリズム』岩波書店
吉田典子(2003)「ドラクロワ『アルジェの女』における美学と政治学」『表現文化研究』第三巻第一号、神戸大学表現文化研究会、pp. 51-70

第3章

クローン人間と臓器移植をめぐる物語
――映画『わたしを離さないで』から生命倫理を考える

瀧 将之

はじめに

映画『わたしを離さないで』(1)は、キャシー、トミー、ルースの三人が過ごした短い青春の物語を描いた作品である。しかし、この作品はたんなる青春映画ではなく、ある種のSF映画にもなっている。彼らはみな、外部の社会から隔離されたヘールシャムという寄宿制の施設の中で育てられたクローン人間だからである。

ヘールシャムでは、彼ら三人を含む多くの子どもが集められ、保護官と呼ばれる大人たちによって教育がなされている。ヘールシャムは一見すると寄宿制学校にしか見えない。しかし実際は、ここにいる子どもたちはみな遺伝上の親のDNAをもとに作られたクローンで、彼らは、施設を出てしばらくの間はコテージと呼ばれる別の施設に移ってそれなりに自由を謳歌できるが(二〇歳前後)、最終的には「提供者」としてみずからの命が尽きるまで遺伝上の親のために臓器を摘出されつづける(二〇代後半~三〇代前半)という過酷な運命を背負っている。そのため、施設にいる間はクローンに対して度重なる健康診断が行われる。いわば「品質管理」である。またクローンどうし愛し合うことは許されていても、子どもをもつことはできない。人間によって、そうした何らかの医学的処置が施されているらしいのである。

『わたしを離さないで』は、この架空の状況を一九七〇～一九九〇年代にかけての英国社会として描き出す。だが、この映画は私たちが半ば直面しつつある歴史的状況、つまり生命工学が猛烈なスピードで発達を遂げ、私たちの生に急速に浸透しつつあるという現代的な状況の一端に触れるものと受け止めた論者もいる(2)。

1 そもそもクローンとは、またクローン人間とは何か?

クローン(clone)は、「小枝」を意味するギリシア語 κλών に由来する。植物を挿し枝にすると、もとの植物と同じDNAをもった別の個体が新たに増える。あるいは、大腸菌などが分裂して2個、4個……と増えるのも同じである。クローンとは、このように同じDNAを有する個体ないしは集合のことを意味する言葉で、もともと生物学の用語である。

クローンに関しては、一九九七年に一頭の羊が生まれたことが公表されて(実際に生まれたのは一九九六年の七月)世界的なニュースになったことがある。この羊は、次のような方法で生まれた。六歳の雌羊の乳腺細胞から核(DNA)を取り出し、それを別の雌羊の核を取り除いた卵子(除核卵)に移植し、電圧をかけて融合させたうえで、これを仮の代理母羊の輸卵管に移して胚盤胞の状態まで発育させた後、さらに別の代理母羊の子宮に移植して出産させたのである。こうして新たに誕生した羊は、乳腺細胞を採取した六歳の雌羊と同じDNAをもつ別の個体、つまりこの雌羊のクローンであった(3)。この羊には「ドリー」という名がつけられた。世界初のクローン羊の誕生である。

このニュースが世界に衝撃を与えた一つの理由として、ドリーを誕生させた技術によって「人間のクローンも人工的に生み出すことができるかもしれない」と考えられたことが挙げられる。当時は、「ヒトラーのクローン」などといったことが半ば冗談、半ば本気のように語られたりしていたようである。[4]

「ヒトラーのクローン」といった話がおそらくいまでも人々の想像力を刺激するのは、仮にヒトラーのDNAが良好な状態で保存されていて、それが邪悪な権力者や科学者の手に渡ってクローンが生み出されたとしたら、このクローンによって世界にふたたび戦争や大量殺戮などの悲劇がもたらされるかもしれない、と恐れられるからであろう。[5]だが、先に見た「同じDNAを有する個体ないしは集合」というクローンの定義に即して言えば、こうした想像は荒唐無稽というより他ない。

この定義に照らせば、私たちが暮らしている社会にはすでに一定数のクローン人間がいることになる。一卵性双生児の人たちである。[6]一卵性双生児が外形や気質の面でひじょうによく似ているとはいえ、それでもおのおのちがった個性をもっていることもまた確かである。[7]そうした違いを生み出す要因の一つが、環境である。遺伝的に同一であるとはいえ、別個体である以上、一卵性双生児の二人がまったく同じ経験をすることはできない。それによって、たとえば性格などに違いが出てくると考えられる。

ある一人の人間から細胞を採取してその核を除核卵に移植して作られるクローン人間の場合も、基本的には一卵性双生児の場合と同様に考えることができる。[8]『わたしを離さないで』に登場するキャシーらがみな、それぞれ遺伝上の親とは独立した一個の記憶と人格を備え、個性的な存在となっているように、遺伝的に同一のクローン人間が、核を提供したもとの人間とまったく同じ人間になるなどということは到底不可能である。

クローン人間はあくまでも遺伝上のコピーであって、もとのオリジナルと同一の記憶や人格を備えた人間になるわけではない。クローン人間は、オリジナルが育ったのとは異なる家族のもとで、あるいは異なる社会や文化、生育環境の中で暮らすことになるのだから、当然オリジナルとは異なる考えや信仰、趣味や嗜好をもつようになるはずである。[9]

以上が、おもに生物学的に見た限りでのクローン人間の概要である。このクローン人間について、一体何が倫理的に問題となるのだろうか。[10]

歴史的に見ると、クローン羊ドリー誕生の報を受けて、日本を含めた先進各国では二〇世紀末から今世紀初頭にかけて、新たに誕生したクローン技術についての法的・倫理的検討がなされた。そのなかでもいち早く対応が図られた米国では、生命倫理諮問委員会（ＮＢＡＣ）が当時のクリントン大統領の命をうけてクローニングについての報告書を一九九七年七月に提出している（National Bioethics Academy Commission 1997）。その中の「倫理的考察」の章では、たとえば、クローン人間は一人の遺伝上の親から子供を作ることができるので、性別の異なる両親と、両親から生まれた子供から構成されているという従来の家族観を混乱させる危険があるという意味で、「家族関係に危害が加えられること」などがクローン人間の作製に反対する理由として挙げられていた。[11]

『わたしを離さないで』を生命倫理学の視点から見るならば、こうした問題についても十分に考察すべきである。しかし、紙幅の制限もあるので、ここでは『わたしを離さないで』の登場人物たちにとってもっとも過酷な運命を与えることになる臓器移植の問題に絞って、映画に即しながら生命倫理学的に検討していくことにしよう。

2　「提供者」としてのクローン人間——臓器移植をめぐる問題

『わたしを離さないで』の中のクローンたち

すでに述べたように、『わたしを離さないで』に出てくるクローンたちは、社会的な一定の合意のもと、ある時期を境にして必要があるときには彼らの遺伝上の「親」のため臓器を提供する「提供者」となることが義務づけられている。[12] トミーとルースはコテージを出るとそのまま「提供者」になるが、彼らとの間に感情的な行き違いのあった主人公のキャシーは「提供者」の面倒をみる「介護人」になることを志願し、「介護人」の訓練を受けるため彼らより一足先にコテージを出る。とはいえ、「介護人」になったクローン人間もまた、いずれ時がくれば「提供者」になら

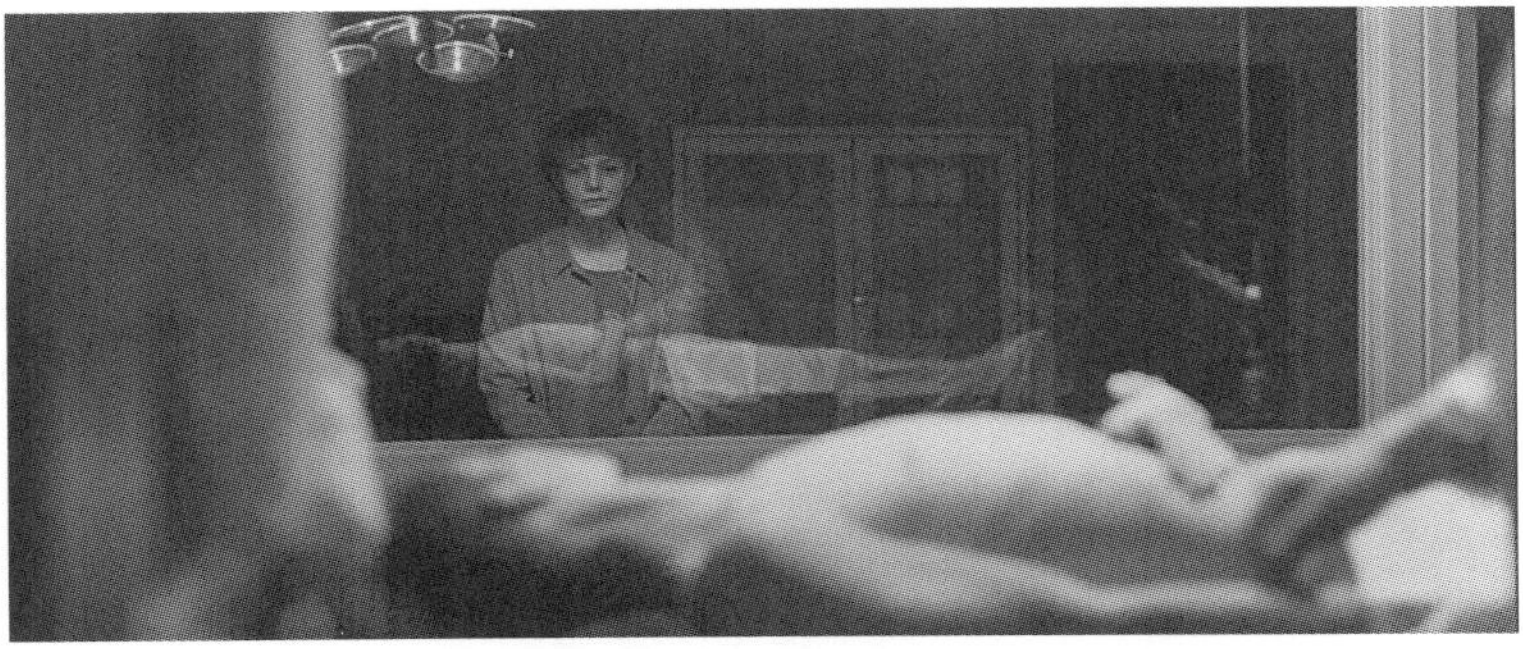

図３－１　映画の冒頭、最後の提供手術に臨むトミーと それを見守るキャシー（ロマネク 2012）

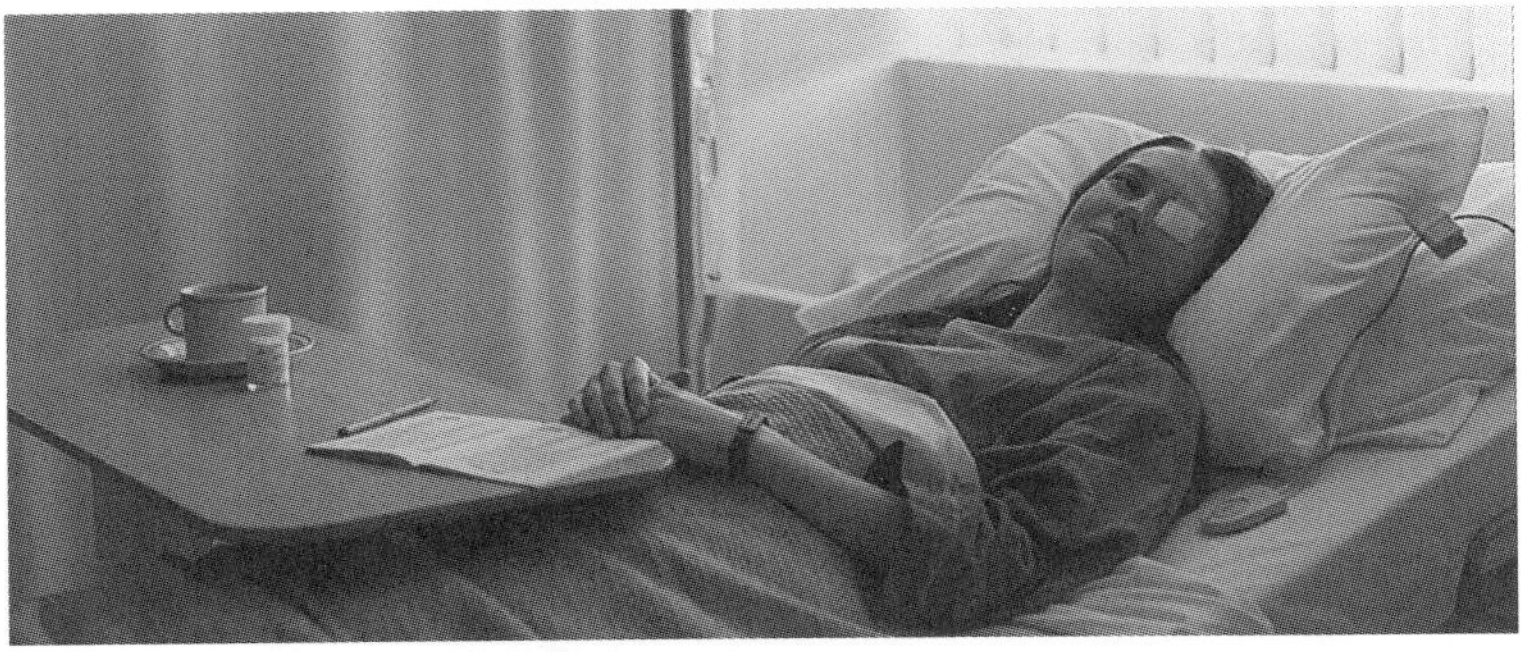

図３－２　キャシーが担当した提供者の一人、ハンナ（ロマネク 2012）

ねばならない。映画は、ルースとトミーを亡くし、ついに提供者になる番が自分に回ってきたキャシーの印象的な独白で幕を閉じる。

クローンたちに課せられた「提供者」の役割は、その命が尽きるまでつづく。提供したあとに生き残れば回復センターと呼ばれる医療施設に送られ、次の「提供」の機会に備える。映画の冒頭では、結果的に最後の臓器提供となる手術に臨むためベッドに横たわるトミーと、手術室のガラス越しに彼を見つめる「介護人」のキャシーが映し出される（図３－１）。また半ばでは、キャシーがみずからの担当する提供者ハンナのもとを訪ねるシーンがある（図３－２）。彼女の左目があるはずの部分にはガーゼが当てられている。おそらく、ガーゼの下にはもう彼女の左目はないのだろう。彼女たちはそのことについて特に何も話したりはしないが、オリジナルである「親」のために提供されたであろうことが見ている者にも無言のうちに伝わってくる。

自分たちの運命を受け入れながら、同時にトミー、ルースと自分との間で結ばれたり断ち切られたりした絆のことに思い悩みつつ、それを大切に思って心を揺れ動かす主人公のキャシーには、私たちと変わらない人間らしいありようを感じ取ることができる。同じように、癇癪持ちのトミーにも、意地の悪いルースにも、人間らしいところ、「人間臭さ」がある。それに対して、見たところ人間と何ら変わるところのないクローンから、その「親」である人間が必要とする臓器を取れるだけ取って捨てるという、『わたしを離さないで』が描く架空の英国社会はあまりにも残虐に見える。

クローンにも、あるいはクローンにこそ人間性を感じられるという逆説によって、映画を見る者には、移植用の臓器を獲得するという目的のためだけにクローンの存在を認める、作品中の人間社会の非倫理性が静かに印象づけられる。臓器移植によって「親」の生活の質は向上し、より健康に暮らせるかもしれない。だが、そのために人間と変わるところのないクローンを犠牲にするなど到底許されることではない、と。

クローン人間を用いた臓器移植は果たして可能か？

第1節で確認したように、クローンは生物学的には紛れもなくヒトである。しかも、映画の舞台となっている架空の英国社会では、ヒトのクローンをふつうの健康な人間と何ら変わることなく作り出し、育てることが可能になっている。キャシーたちのように、健康な身体をもち、意識があり、言葉を話し、感情も有しているクローン人間を、移植用の臓器を得るために手段として利用しつくすことは倫理的に許されるのだろうか。ここでは、カントの提示した普遍的道徳法則、「君は、自分の人格にも、また他のすべての人格の中にもある人間性を、いつでも同時に目的として用いるのであって、決してたんに手段としてだけ用いることのないように行為しなさい(13)」を引き合いに出して少し検討してみよう。

この普遍的道徳法則の中に出てくる「人格」とは、ごく簡単に言えば「道徳的な配慮の対象となる限りでの人間」を意味している。それゆえ、(倫理学的にはさまざまな意見があるものの)「人格」は生物学的な「ヒト」とは必ずしも一致しない。論者によって程度の差はあるものの、「自己意識」や「理性」を備えたものにしか基本的に「人格」は認められない。だが、そうであるとすれば、映画に登場するクローンたちが「人格」の条件を満たしていることは誰の目にも明らかである。したがって、カントの普遍的道徳法則に照らせば、人格的存在者である彼らクローン人間を、たんなる手段としてではなく目的それ自体として用いなければならない、となる。彼らクローンが独立した一個の人格であるという、そのこと自体を尊重しなければならず、クローンたちを臓器移植のためのたんなる手段として用いる、『わたしを離さないで』に描かれた架空の社会は倫理に反していることになる。[14] 映画のように、自分の臓器が何らかの理由でうまく機能しなくなったときのことを見越して自分のクローンを作り、実際そうなったときにはクローンの体の各部位を移植用の臓器として利用することが社会的に認められるなどとは、現実には考えにくい。

他方、私たちが暮らす現実の社会に目を向ければ、移植用の臓器が不足しているために健康な生活を送れなかったり、命を落としたりする人が多くいることは事実である。移植が必要な患者やその家族にとって臓器不足は深刻な問題となっている。

それでは、次のような場合にクローン人間から臓器を取り出して利用することは倫理的に許されるだろうか。「最近になって、ジョナサン・スラックが頭のないカエルの胚を作りだした。この方法を用いれば、〔ヒトの〕クローン胚を利用して、核を提供した人に移植できる組織親和性のある臓器を作り出せるようになる可能性がある。どういう点で、これが非倫理的であり、人権や人間の尊厳に反するのだろうか」(Harris 1998, 87, 邦訳 142)。

移植を待つ患者の細胞をもとに作られた、もともと頭を持たないように医学的処置が施されたクローンであれば、意識をもつことがないため人格の要件を満たさないと考えられるので、このクローン胚を育てたあと、健康でかつ拒絶反応を起こすこともないと考えられる臓器を取り出して患者自身に移植することは倫理的に許されるだろう、というのがこの事例を持ち出した論者の発想である。とはいえ、こうした事例の是非については人によって判断の分かれるところだろう(15)。

この仮想的な事例が、倫理的な見地から許容できると一概に言いにくい理由の一つとして、本来であれば人格を備えた人間になりうるヒトのクローン胚を用いて、臓器移植のためだけに徹底的に利用しつくそうとしていることが挙げられる。ヒトクローン胚をうまく育てれば、当然通常のヒトになるはずだからである。ヘールシャムで暮らすキャシーたちには、たしかに最初から子どもを作れないような医学的処置がなされていた。そのこと自体も問題ではある(16)。しかしそれでも、彼らには当然ながら頭部が備わっていて、見た目においてもふだんのふるまいにおいてもふつうの人間と何ら変わるところがなかった。ところがこの仮想事例に出てくるヒトクローン胚の場合、わざと頭部をもたないように医学的な処置が施されるのだから、そもそもキャシーたちのような存在になることすら許されていない。移植医療の名目のもと、クローン胚が乱用されているとも考えられる。

だが、そうだとすれば、もともと成長しても人間のように意識をもち言語を使用する人格的存在者になることのない細胞や胚を移植用に育てて臓器を取り出せば、倫理的な問題が生じることはないのではないか。実のところ、クローン技術ではなくiPS細胞（人工多能性幹細胞(17)）によってではあるが、ブタを用いて移植を待つ患者にできるだけ多くのヒトの臓器を提供しようという研究がすでに進められている。

3 ブタを用いて移植用のヒトの膵臓を作る――移植医療研究の最前線

はじめに述べたように、『わたしを離さないで』は一種のSF映画でもある。現在私たちが暮らす現実の社会においても、映画と同様、生命科学・生命工学の最先端の研究ではSFのような事態が現われつつある。ここで取り上げるのは、ヒトの幹細胞をブタなど種の異なる生物に加え、ヒトの臓器や組織を形成させたうえで、最終的にヒトの臓器を動物から取り出してヒトに移植することを目指す研究である[18]（図３－３）。

人間の移植用臓器を作るためのブタは次のような手順で作製される。まず、ブタ（Ａ）の膵臓の遺伝子に人工的な操作を加え、膵臓ができなくする。そのブタの胚に、膵臓を作ることができる正常な別のブタ（Ｂ）の胚細胞を入れる。これによって、膵臓を欠損する遺伝子を持ちながら、正常なブタ（Ｂ）由来の膵臓をもつキメラブタ（ＡＢ）[19]が作製される。ブタ（Ａ）は、自分では膵臓を作ることができないが、体内に正常なブタ（Ｂ）由来の膵臓が形成されたことで、キメラブタとして生きのび交配まで可能となる。とはいえ、このブタ（ＡＢ）は、遺伝子レベルでは膵臓を作ることができないままである。そのため、正常なブタ（Ｃ）と交配しても次の世代では半分の胚は膵臓を作ることができないもの（Ｄ）になる[20]。

こうして作られた第二世代の生まれつき膵臓を欠損したブタ（Ｄ）の授精胚に、今度はヒトのｉＰＳ細胞を入れた上でブタの子宮で育てると、ヒトの膵臓をもつ子ブタが生まれる。ブタは、成長するとその臓器がおおよそ人間と同じくらいの大きさになる。それゆえ、この子ブタを育てれば、膵臓の異常による糖尿病などに際し、患者本人のｉＰＳ細胞を使い、移植しても拒絶反応がない臓器を作れるとされる[21]。だが、ヒトとブタという異なる種の間で行われる臓器移植（異種移植）に問題がないわけではない。

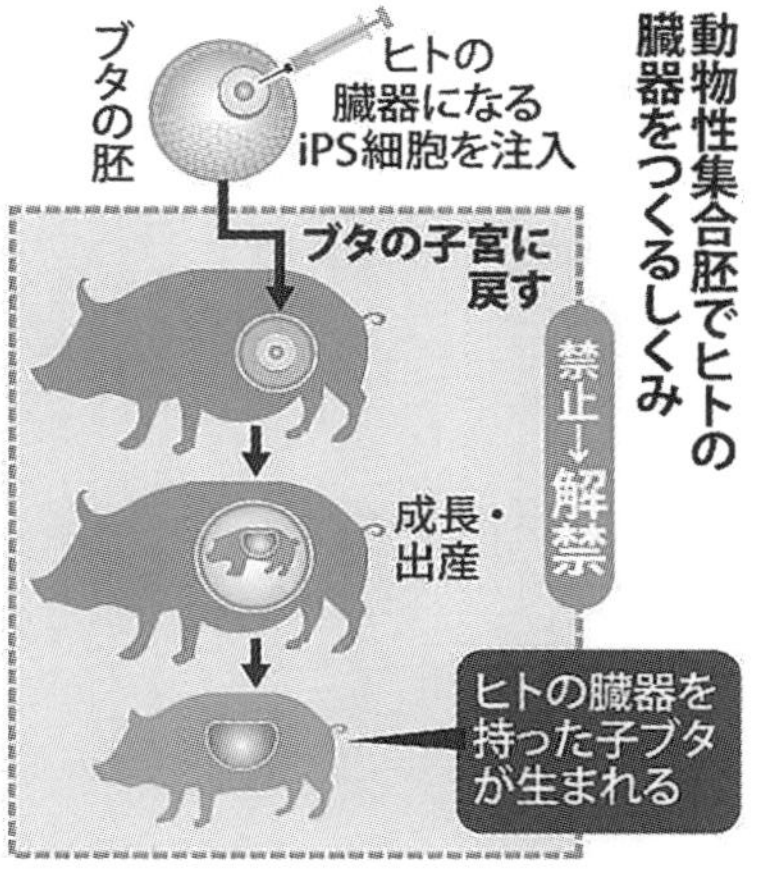

図３－３　動物性集合胚でヒトの臓器をつくるしくみ
（毎日新聞 2018 年 1 月 30 日）

現段階では、安全面での懸念が示されている。ブタの体内で大きくなった患者のｉＰＳ細胞に由来する膵臓を患者に移植したとき、ブタの体内にある未知のウィルスによって重篤な感染症を引き起こしたりしないか、という懸念がある。また、膵臓自体は人間のものでも、その周りをめぐる血管はブタの血管であるから、ブタの体内で大きくなったヒトの膵臓をそのまま人間に移植することは難しいとされている。

しかし、これら純粋に生物学的な問題が技術的にクリアされ、安全性が確認されたとしたら？　そのときには、ブタを用いて、糖尿病に苦しむ患者たちに今よりもずっと多くの移植用膵臓、しかも拒絶反応を起こさない臓器を提供できるのではないだろうか。膵臓を取り出されたブタは、そこで命を落としてそのまま廃棄されるだろうが[22]、しかし『わたしを離さないで』の世界のように、意識を備え、言葉を話し、感情を持つ、紛れもなく人格的な存在者といってよいクローンたちが犠牲になることはなくなる。

この方法による臓器移植は、結局のところ、一定数のブタを人間が必要とする移植用の膵臓のための「臓器工場」として徹底的に利用し尽くすことに他ならない。安全性が確保されて近い将来実現するかもしれないこの移植医療は、果たして非倫理的なのだろうか。「人間が必要とする臓器のためだけに誕生させられ育てられ、臓器が取り出されれば利用価値もなく捨てられるなんて、ブタがかわいそうだ」[23]といった意見を抱く人も中にはいるだろう。しかし、私たちはすでに食肉を得るためにブタを徹底的に利用している。しかも、ブタの命をこのように搾取することに対して、暗黙にではあれ社会全体でおおむね合意が形成されているといってよい。そうだとすれば、臓器移植のために人間と変わるところの何らないクローンを育てる、『わたしを離さないで』の中の架空社会よりも、ブタを用いて移植用の臓器をまかなう、近未来に実現するかもしれない私たちの現実社会のほうがずっと倫理的であると言えるのではないだろうか[24]。

注

（1）原作は、二〇一七年にノーベル文学賞を受賞した英国の作家カズオ・イシグロによる同名の小説。映画と小説でストーリーに大きな違いはない。

わが国では、二〇一四年に蜷川幸雄氏による演出で舞台作品として上演され、また二〇一六年にはＴＢＳ系列にて、綾瀬はるか・三浦春馬・水川あさみらの共演で同名タイトルの連続テレビドラマとして全国放映された。ドラマでは、作品の舞台が一九七〇～九〇年代英国から現代の日本に移されていることもあっていろいろな変更が加えられているものの、話の基本的な設定（移植用の臓器を提供するために外部から孤立した施設で育てられたクローン人間の物語）は変わっていない。

（2）日本でも思想系の人たちによっていくつか批評が行われている。中でも二〇一六年三月一八日付の『週刊読書人』に掲載された小松美彦氏と田中智彦氏による対談（「ヘールシャム化する社会　バイオテクノロジー社会の行く末にあるもの」）は、小説、映画、ドラマの三つに目を配りながら、この作品の内容や射程について中味の濃い考察が展開されている。現在はウェブ上で閲覧ができる。
http://dokushojin.com/article.html?i=793

また二〇一八年には、英文学研究者による論文集も出版された（田尻・三村編 2018）。

（3）ただし、正確にはドリーと乳腺細胞を取り出した六歳の雌羊とが遺伝的にまったく同一であると言うことはできない。乳腺細胞から取り出された核が移植される卵子には、核以外の細胞質と呼ばれる部分にミトコンドリアという小器官があり、この器官にもＤＮＡがわずかながら含まれているからである。

（4）ドリーやクローン技術について特集したドイツの雑誌 Spiegel の一九九七年一〇号の表紙は、列をなして歩くヒトラー、アインシュタイン、女優のクラウディア・シェーファーのイラストになっていた。以下で見られる。http://www.spiegel.de/spiegel/print/index-1997-10.html

（5）日本をはじめとする先進各国では、現時点では基本的に法律などでクローン人間を産生することは禁止されている。日本では現在、二〇〇一年に施行された法律「ヒトに関するクローン技術等の規制に関する法律」と同時に施行された指針「特定胚の取扱いに関する指針」の改定に向けた作業が進められており、研究目的でヒトのｉＰＳ細胞（人工多能性幹細胞）を入れた動物の受精胚（動物性集合胚）を動物の子宮に着床させて出産させることについては、創薬と安全性を確かめるための基礎研究に限って容認される見通しとなっている。注20に挙げた、毎日新聞の記事を参照。

（6）一卵性双生児は、ミトコンドリアのＤＮＡも含めて遺伝的には完全に同一の個体である（ミトコンドリアは、必ず母親由来のものが子どもの細胞に受け継がれる）。一人の同じ女性が、核と卵子を提供してクローンを作った場合も、遺伝上はまったく同一の別個体になる。この場合、女性と女性のクローンとは生物学上、紛れもない「世代の離れた一卵性双生児」である。

（7）双子の間にさまざまな違いが生じてくることを生物学に基づいて説明したものとしては、たとえばスペクター 2014を参照。

（8）だが、異なる点として重要なのは、一卵性双生児には生物学上の父と母がいる（有性生殖）のに対して、クローン人間は一人のＤＮＡから作り出される（単為（無性）生殖）ことである。前者では父親と母親の遺伝子が偶然に切断されてつなぎ合わせられている（染色体の相同組み換え）が、後者ではそのプロセスが存在しない。この点に関して指摘したものとして、Kass 1998, 18を参照。

（9）とはいえ、物心がつくまで育てられたクローン人間に対してクローンとして生み出された事実を告げたりした場合、彼／彼女はみずからのアイデンティティにゆらぎを感じる可能性はある。『わたしを離さないで』には、キャシーが小屋で一人ポルノ雑誌をめくっている場面や、怪しげな目撃情報を頼りにルースのオリジナルである「親」を探しにみんなでノーフォークに出かける場面がある。これらは、クローンたちが、みずからが一個の独立した存在であることに十分な自信が持てなくなり、彼／彼女らのアイデンティティにゆらぎが生じていることを表現していた。

　アイデンティティにまつわる問題も、生命工学によってもたらされている重大な問題の一つであるが、これは何もクローン技術に限った話ではない。第三者から精子や卵子の提供を受け、人工授精により生まれた子供たちは、アイデンティティについての深刻な問題に直面していることが知られている。精子提供による人工授精によって生まれた（つまり生物学上の父親が匿名で知らされていない）人に限られてはいるが、たとえば、非配偶者間人工授精で生まれた人の自助グループ・長沖暁子 2014を参照。

　しかし、これまで通りの仕方で「自然に」生まれてきた人でも、自分のある性質は親から遺伝したものではないかと考えたり、あるいは、両親から、ご先祖の名前から一文字を拝借して自分の名前に組み込んだなどと聞かされたりすることは十分にあるだろう。こうした場合でも、私のアイデンティティは私自身と親や先祖との間でゆらぐのだろうか。キャシーたちが経験するアイデンティティのゆらぎは、もしかすると、クローンであることそれ自体によるのではなく、自分が暮らす社会の大多数の人間とは違った仕方で生まれてきたとか、大多数の人は生物学上の親のことを何らかの仕方で知っているのに自分は何も知らないとかの社会的な疎外感に起因している、と考えることも十分可能である。

（10）生命倫理を考える際には、生命工学的に「できる／できない」ことと、その技術が実際に社会に導入されることによって生じると想定される「よさ／悪さ」の両方ともについて、双方を行ったり来たりしながら等しく考察する必要がある。

（11）マーク・ジャーングは、ヒトのクローンによって、従来の家族観と、それに基づいた人間の自立と個体化ではなく、他者との関係性を紡ぎ出し、その中で生きるという新たな人間像が提示された物語として小説『わたしを離さないで』を解釈してみせた（マーク・ジャーング「生に形態を与える――クローニングと人間についての物語をめぐる期待」井上博之訳、田尻・三村編 2018, 19-54）。

（12）よく知られているように、移植を受ける患者に対して、遺伝的に異なる人の臓器が移植された場合、患者の体にその臓器を異物と見なして攻撃する拒絶反応が生じる。クローンの体の組織を移植する場合、組織の細胞の中にある核のDNAはもとのオリジナルと同一であるが、クローンを作る際に用いられた除核卵がオリジナルのものでなければ、移植される臓器にあるミトコンドリアの遺伝子が異なることになる。厳密に生物学的に考えるならば、そのことによって拒絶反応が起こる可能性がある。これについては、iPS細胞による移植を想定した報告ではあるが、Hayashi *et al.* 2010を参照。この内容についてのプレスリリース、「ミトコンドリア

ＤＮＡに突然変異を持つ細胞は、自然免疫系により排除されることを発見」は以下で見ることができる。http://www.tsukuba.ac.jp/public/press/101012press.pdf

（13）Kant 1785, IV 429. カントからの引用は、慣例に従いアカデミー版カント全集の巻数をローマ数字で、頁数をアラビア数字で示す。訳文は引用者による。

（14）ここではひとまず「倫理」と「道徳」の区別はせず、両者を同一のものとして扱う。

（15）自然な妊娠・出産の過程においても、大脳の一部またはそのほとんどが欠損して生まれてくる子ども（無脳症児）がいる。無脳症児の臓器を移植に利用することについても、かつて議論されたことがある。平塚 1998, 32 を参照。

（16）わが国では二〇一八年の初頭に、一九四八年から一九九六年まで存在した旧優生保護法のもと、知的障害などを理由に不妊手術を施されたとみられる個人名が記された資料（全国で約二七〇〇人分）が現存していることが明らかになり、不妊手術を受けた人が国を相手に損害賠償を求める訴訟を起こしたり、国による謝罪や救済を求めたりする動きが出てきている。

　こうした「生殖の自由」に関わる問題を原理的に検討したものとして、国家が正当な根拠もなく一方的に国民の「生殖上の自律」を奪うことがあってはならないとするロナルド・ドゥオーキンの議論が挙げられる（Dworkin 1995）。

（17）ｉＰＳ細胞は、数種類の遺伝子を導入することで動物の体細胞を初期化して受精卵に近い状態にまで戻した細胞である。私たちの体はすべて、一個の受精卵がもとになってできている。だが、ある程度発生の過程が進むと、たとえば皮膚の細胞は皮膚にしかなれなくなる。しかし、この皮膚細胞を初期化してｉＰＳ細胞にすると、私たちの体の別の組織を作り出すことが可能となる。

　ｉＰＳ細胞は本人のすでに分化した体細胞から作られるので、クローンやＥＳ細胞（胚性幹細胞）を用いた研究が抱えている倫理的な問題をクリアすることができるとも考えられている。

（18）この研究での日本における第一人者は、中内啓光氏である。中内 2013a および 2013b を参照。

（19）二種類以上の異なる個体に由来している生物を「キメラ」と呼ぶ。西洋における「キメラ」を神話的な観念から説き起こし、歴史的に異種移植がどのように構想されてきたかについては、Cooper 2012 を参照。

（20）中内 2013a, 33-35 参照。膵臓を作れない胚が全体の半分になるのは、交配の相手となったブタ（C）が正常なブタであるために、この相手のブタ由来の、膵臓を作成することのできる遺伝子をもった胚もできるからである。

（21）二〇一八年になって、日本国内でこの研究を行うことが承認される見通しであることが、新聞などでも報じられた。毎日新聞二〇一八年一月三〇日（デジタル毎日 https://mainichi.jp/articles/20180130/k00/00m/040/020000c）などを参照。

　移植を必要とする患者のｉＰＳ細胞をもとに作られた膵臓は、この患者のクローン胚を作成した場合とは異なり、ミトコンドリアも含めた細胞内のすべてのＤＮＡが患者本人のＤＮＡと完全に一致すると考えられる。

(22) ヒトの膵臓を宿し、体内で大きくしたあとで取り除かれるキメラブタは、おそらく食肉にして再利用されることはないだろう。ヒトの臓器を宿して育ったブタの、食肉としての安全性が確認されていないからである。仮に安全性が確認されたとしても、おそらくは情報開示の必要性から、「移植用キメラブタの食肉」であることの表示などが義務付けられるのではないか。そうなれば、多くの消費者は気持ち悪がって購入を控えると考えられる。

(23) 臓器が不足していて、しかも人間という動物種の中で移植に必要なだけの臓器を調達することができないなら、ここで紹介したやり方で移植用の臓器をまかなうのも仕方がないとすれば、臓器移植用に動物を飼育することよりもむしろ、食肉を得るために家畜を飼育することのほうが倫理的に見て重大な問題を孕んでいる可能性も考えられる。なぜなら、現状では、臓器移植用に動物を育てなければ、それによってすぐに死んでしまうとか、あるいは長く生きることができない、健康に生きていけないという人が出てくるのに対して、われわれは植物だけ食べていても十分に健康で長生きができるにもかかわらず、肉食という習慣を続けているためにあえて動物を殺しているとも考えられるからである。動物を殺すことが、前者では人間の生命を救ったり健康を増進したりするのに役立てられているが、後者では不必要であるにもかかわらず、ただ肉食という習慣を続けるためだけにわざわざ行われている、ということになるかもしれない。

(24) 功利主義の立場に立って、人間だけでなく動物をも「倫理的に配慮されるべき対象」に含むべきだという論者もいる。これについて詳しくは、シンガー 2011; 伊勢田 2017 を参照。

参考文献

Cooper, D. K. C. (2012) "A Brief History of Cross-species Organ Transplantation", *Baylor University Medical Center Proceedings*, Vol. 25, No. 1, pp. 49-57.

Dworkin, R. (1995) *Life's Dominion: An Argument about Abortion, Euthanasia, and Individual Freedom*, Harper Collins.（ドゥオーキン、R.（1998）『ライフズ・ドミニオン——中絶と尊厳死そして個人の自由』水谷英夫訳、信山社）

Harris, J. (1998) "Clones, Genes, and Human Rights", Burley, J. (ed.) *The Genetic Revolution and Human Rights*, Oxford University Press.（ハリス、J.（2001）「クローン、遺伝子、人権」、ジャスティン・バーリー編『遺伝子革命と人権——クローン技術とどうつきあっていくか』石井陽一訳、DHC）

Hayashi, J. *et al.* (2010) "The Innate Immune System in Host Mice Targets Cells with Allogenic Mitochondrial DNA", *Journal of Experimental Medicine*, Vol. 207, No. 11, pp. 2297-2305.

Kant, I. (1785) *Grundlegung zur Metaphysik der Sitten*.（カント、I.（2012）『道徳形而上学の基礎づけ』中山元訳、光文社古典新訳

文庫）

Kass. L.（1998）"The Wisdom of Repugnance", Kass, L. R. & Wilson, J. Q., *The Ethics of Human Cloning*, The AEI Press.

National Bioethics Academy Commission（1997）CLONING HUMAN BEINGS: Report and Recommendations of the National Bioethics Advisory Commission, Rockville, Maryland, June 1997.（https://bioethicsarchive.georgetown.edu/nbac/pubs/cloning1/cloning.pdf）

伊勢田哲治（2017）『動物からの倫理学入門』名古屋大学出版会

シンガー、P.（2011）『動物の解放 改訂版』戸田清訳、人文書院

スペクター、T.（2014）『双子の遺伝子——「エピジェネティクス」が2人の運命を分ける』野中香方子訳、ダイヤモンド社

田尻芳樹・三村尚央編（2018）『カズオ・イシグロ『わたしを離さないで』を読む——ケアからホロコーストまで』水声社

中内啓光（2013a）「幹細胞研究の進歩と新しい医療」、日本医師会『先端医療と遺伝子情報——そして人権の未来』（平成二四年度日医総研シンポジウム）日本医師会、pp. 7-38

中内啓光（2013b）「動物個体内での臓器再生」、中内啓光編『幹細胞研究と再生医療』南山堂、pp. 130-137

非配偶者間人工授精で生まれた人の自助グループ・長沖暁子編著（2014）『ＡＩＤで生まれるということ——精子提供で生まれた子どもたちの声』萬書房

平塚志保（1998）「無脳症児をめぐる医学的・倫理的・社会的・法的諸問題」『看護総合科学研究会誌』第一巻第一号

ロマネク、M.（2012）『わたしを離さないで（*Never Let Me Go*）』（ＤＶＤ）二〇世紀フォックス・ホーム・エンターテイメント・ジャパン

第4章　人型ロボットは愛することができるか
――キューブリック／スピルバーグ『A. I.』論

渡名喜庸哲

はじめに

ロボットは人を愛することができるだろうか。あるいは逆に、人はロボットを愛することができるだろうか。

第二の問いに対して肯定的に答えられる場合でも、第一の問いは困惑を誘うかもしれない。「「愛する」というのは人間ならではの営みなのだから、本質的にロボットには不可能ではないか」という反応は容易に想像できる。

本章では、愛するという感情をロボットに装填することが技術的に可能になるか、また、そのような技術が倫理的にどう評価されうるかは主題としない。人間の代わりに掃除や介護をしてくれるロボット、人間の代わりに人事面接や銀行ローンの選定をしてくれるAI、人間の代わりに「戦争」をしてくれる無人戦闘機《ドローン》など（cf. シャマユー 2018）、人工知能や自律型ロボットの開発により、これまで人間が行っていた行為を人間の代わりに行うことが徐々に可能になってゆくと、人の営みのなかでももっとも人間臭いと思われるもの、つまり「愛」もまた、ロボットが担うと想定することと自体はできるだろう。本章では、人間がしていることの大方をロボットが代行できるようになってゆくなかで、「愛する」ことが（ある程度）可能になったと一旦仮定してみて、その上でそこにどのような問題が含まれるのかを考えてみたい。

スタンリー・キューブリックとスティーヴン・スピルバーグの合作による映画『A. I.』は、「愛する」機能を備えた人型ロボットを描く作品だ。(1) この作品は、子が親に寄せる愛を主題としながらも、ロボットは人と同じように愛することができるのか、そして人はロボットを愛することができるのかという問題を考えてゆくにあたって、いくつもの手がかりを与えてくれる。もちろんこのフィクションから、人間的な愛とは何か、あるいは何であるべきかという問いへの答えは期待できないが、人型ロボットのデイヴィッドの冒険を通じて、同じ「愛」という言葉で漠然と言い表されているさまざまな異なる事象を選り分けてゆくことはできるだろう。

1　ロボットは愛することができるか

ロボットは愛することができるか――これがこの作品の主題であることは冒頭から明らかだ。サイバートロニクス社が開発に成功した新たな製品は、これまでの「知的行動回路」に加え「愛する」能力を備えた人型ロボットである。使用者が特定の言葉《パスワード》をインプットすると、ロボットはその人だけに不変の「愛」を抱くことになる。作品では、母のモニカがこのインプットを行うことで、デイヴィッドはモニカを「ママ」と呼び、一途の愛情を抱き続けるという設定だ（図4-1）。

「愛する」能力を備えた子ども型ロボットは、どのように「愛する」のか。英語の love、フランス語の aimer、ドイツ語の lieben など欧米語における「愛する」を表す語には、精神的な愛情と肉体的な快を伴う性的な交わりの双方の意味が含まれるが、『A. I.』はあえて後者を捨象し、前者の精神的な愛情、とりわけ子が親に向けるそれに問題を限定している。実はサイバートロニクス社は「セックス・マシーン」をこれまで多く開発・販売しているし、作中にはジョーという「セックス・マシーン」も登場するが、本作があくまで問題にしているのは、性的快楽を伴う「性愛」ではなく、「子どもが親に抱く愛」を備えた子どもの形状をしたロボットなのだ。ただし、これから見てゆくように、このような限定は、問われている当のものを矮小化するのではなく、むしろ選り分けてゆくためにはむしろ有効だろう。「性愛」を捨象しつつどこまで「愛」を語ることができるかが試みられていると言ってもよい。

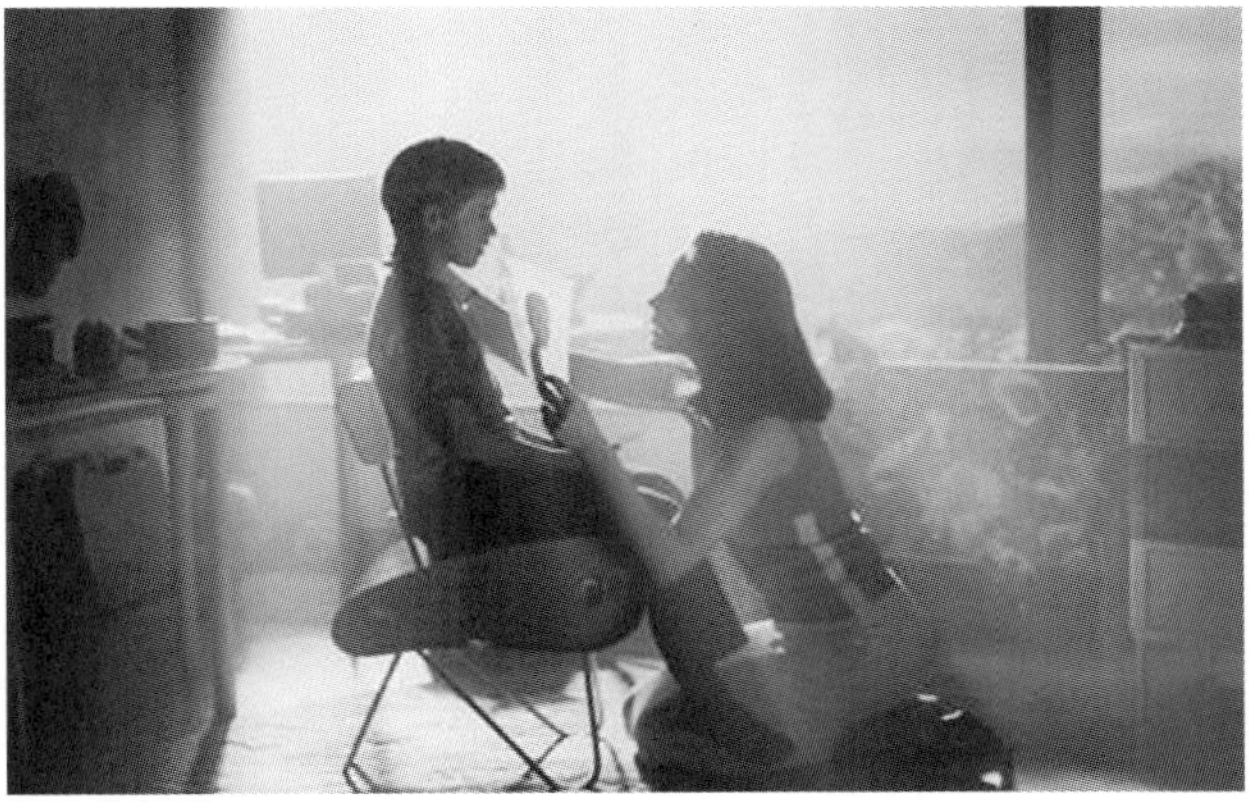

図4－1　モニカがデイヴィッドにパスワードをインプットする場面
（スピルバーグ 2010）

このような限定の意味を考えるためにも、「愛」の多様な意味が伝統的にどのように理解されてきたかを少し確認しておこう。比較的まとまった整理として、アイルランド生まれの作家C・S・ルイスによる『四つの愛』による分類がある（ルイス 2011）。これは多分にキリスト教の思想の影響を受けた分類だが、とはいえ、キリスト教ないし西洋的な「愛」にかぎられない広い射程をもっているだろう。ルイスによれば、愛には四つの種類がある。第一は、親と子のあいだに見られる「家族愛（affection）」である。これは、人間の親子に限られず動物にも観察される自然的なものと説明される。第二は、友人同士や同じ共同体の成員のあいだに見られる「友愛（friendship）」である。これはある程度の「社会性」が発展していなければ見られない。第三は、恋人同士のあいだに見られる恋愛や性愛を指す「エロース的な愛（eros）」である。肉体的な快楽を伴い、場合によっては生殖を可能にするものもここに含まれるが、必ずしも男女間に限定されない。第四は、ギリシア語で「アガペー」と呼ばれるもので、相手のもつ属性や特徴に関わりなく、どのような人間に対しても注がれる慈愛ないし恵愛（charity）である。

これらの四つの愛は愛する者と愛される者の関係によって規定されているが、興味深いのは、いずれにおいても、さらに次のような三つの形態に分けられることだ。一つ目は、欠乏状態を満たすための欲求という意味での「必要（need）」、二つ目は、それとは逆に、親が子を守ろうとするときに注がれるような「贈与（gift）」、三つ目は、対象それ自体を愛でる「鑑賞（appreciation）」である（たとえば、上の「愛着」も、子から親に向かうときには「必要」となり、親から子に向かうときには「贈与」となる。「友愛」においても、愛を求める方と与える方で形態にちがいが現れる。このように、四つの「愛」それぞれにこれら三つの形態がさまざまに関わっている）。

この分類に従うと、デイヴィッドの愛は子が親に向ける「必要」としての「家族愛」として整理されるだろう。あるいは心理学の用語を援用して、「愛着（attachment）」と呼ぶこともできるかもしれない[2]。ただし、『A. I.』が興味深いのは、このような一類型に特化しているようでいて、それにとどまらず、むしろ、従来の「愛」の類型論の全体を揺るがしかねないことだ。というのも、これまでの「愛」の類型においては、「人」が基本的な単位であったのに対し、自律型ロボットの登場によって、「人」と「人のようでいて人ではないもの」とのあいだの「愛」の可能性について考えみる必要がでてくるからだ。

ロボットの愛はなぜ必要か

ところで、そもそもどうしてそのようなことを考える必要があるのか。哲学問題としては、人間以外の存在における「愛」というテーマはそれなりにおもしろいかもしれないが、実際的な問題としては、それは前提を欠いた擬似問題にすぎないのではないか。

この必要性については、『A. I.』はある設定を設けることで、一定の答えを与えている。一つは政策的な条件である。『A. I.』の舞台となる世界では、地球規模の大規模な気候変動によって、人類の居住可能な区域が減少したことになっている。そのため、「腹も減らさず資源を消費しないロボットが社会経済を成り立たせるために不可欠となった」。このような設定自体は、人口減少による労働力の代替、とりわけそこにおける労働力の再生産に頭を悩ませる必要のある社会にとっては、けっして非現実的なものではないだろう。第二の設定は、そのような時代における「人間らしい生活」に関わっている。そうした人口減少社会にあって、単に社会経済を回してゆく労働力だけではなく、人々が人間らしい生活を送るために、ただのぬいぐるみや愛玩ロボットを超えた「子どもの代わり」が求められる、というわけだ。その「子どもの代わり」が人間らしいものであるためには、本当の子供がもつはずの「愛する」という機能を備えているべきだ、ということになる。ロボットの開発が「人間の代わり」をめざすというのが本当だとすれば、「愛する者」の「代わり」も作れるはずだ、ということだ。

ロボットの愛のためのフレーム問題——「欲望」としての「愛」

おそらく、「ロボットは愛することができるか」という問いに困難があるとすれば、それは、この「人間らしさ」をめざすという目的それ自体に起因しているだろう。つまり、ロボットを、人形やぬいぐるみの代わりではなく、「人間の代わり」とするという要請それ自体が事柄をややこしくすると思われる。

このような困難は、子ども型ロボットのデイヴィッドが、両親の実の息子マーティンの「代わり」であるという点をめぐって展開されるいくつかのシーンにはっきり現れている。母モニカは、最初はデイヴィッドに戸惑うものの、徐々に慣れはじめ、愛着を抱き始める。デイヴィッドはもちろん、プログラム通りにモニカに対して愛情を抱く。もし、世界にデイヴィッドとモニカしかいなければ——実の息子のマーティンが病院でいつまでも昏睡状態にあるうちは——、二人の愛は成就したはずだろう。作中で言われるように、デイヴィッドにとって「もっとも幸せな日」とは、父のヘンリーもマーティンもおらず、デイヴィッドだけがモニカといる日なのだった。

だが、マーティンが奇跡的に回復し帰宅してしまうことによって、モニカとデイヴィッドのあいだに築かれはじめていた「愛」に変化が生じてくる。家に戻ったマーティンは、突然現れたデイヴィッドに対して嫉妬を抱き、その存在を排除しようと画策する。これによりデイヴィッドは、自分のほかにもう一人ママを愛している人間がいること、さらには、ママが自分だけを愛してくれるわけではないことに気づかされる。「もっとママに愛されたかった」とデイヴィッドは漏らすが、これは二つの意味で理解するべきだろう。デイヴィッドが十全にママを愛するためには単にママを愛するだけでは不十分であり、ママからもっと愛される必要がある。さらに、マーティン以上に愛される必要があるのだ。

ここでの問題は次のところにある。デイヴィッドに装填された「愛」が、性愛や友愛や恵愛といった複雑な状況を度外視した、子から親へと向かう家族愛に限定されるとしても、それを特定の人に向けられる一方向的な関係性として規定するだけでは十分ではない、ということだ。

ここには、ロボットに「愛する」機能を備え付ける際に考慮しなければならないある種の「フレーム問題」があると言ってもよいだろう。「愛する」機能がうまく働くためには、対象を固定しそれを不変的に愛するという「フレーム（枠）」を設定するだけでは十分ではないということである。「愛する」こと以外の「フレーム」を同時に設定していなければ、「愛する」こと自体が達成しえなくなるということだ。そしてそれこそが、現代哲学が――そうとは知らずに――たびたび注目してきたものにほかならないと思われる。多くの理論のなかで、直接に関わりがありそうな二つの理論に着目しておこう。

第一に想起すべきは、ロシアに生まれフランスで活躍した二〇世紀の哲学者アレクサンドル・コジェーヴが発展させた「欲望」論である。ヘーゲルの『精神現象学』についての独自の解釈に基づいてコジェーヴが展開した議論は、フランス現代思想に大きな影響を与えたが、その中心にあるのは、「欲望」とは「相手の欲望を欲望することである」という考えである。コジェーヴは次のように言っている。

男女の関係においても、欲望は相互に相手の肉体ではなく、相手の欲望を望むのでないならば、また相手の欲望を欲望として捉え、この欲望を「占有」し、「同化」したいと望むのでないならば、すなわち、相互に「欲され」「愛され」ること、或いはまた自己の人間的な価値、個人としての実在性において「承認され」ることを望むのでないならば、その欲望は人間的ではない。（コジェーヴ 1987）

コジェーヴはここで男女の関係を例に挙げているが、デイヴィッドにおける「愛」にもこの見解は妥当するだろう。デイヴィッドが十全にママを愛するためには、自分がママに不変の愛を向けていればよいのではない。ママが自分を欲望してくれるよう、「欲望を欲望する」機能を備えている必要があるということだ。しかし、さらにそこに「占有」という意味が込められるやいなや、こうした双方向的な関係ですら不十分になる。ママには他の誰かではなく自分だけを愛して欲しいからだ。

ここで第二の参照項として取り上げることができるのは、同じく二〇世紀フランスの思想家のルネ・ジラールが提起した「三角形的欲望」という考え方だ（ジラール 2010）。それによれば、主体が対象に欲望を向けるとき、単にその対象との相互的な欲望関係があるだけではなく、自分のほかに同じ対象に欲望を向ける第三者がいるはずである。このような三者からなる三角形的な関係のなかで、主体はライバルに対し恨み、嫉妬、羨望を抱くが、こうした第三項への関係こそが欲望にとって本質的だとジラールは言う。

「愛すること」が「特定の対象を愛すること」という一方向的な志向にすぎないのであれば、マーティンがママを愛そうが、ママがデイヴィッドよりもマーティンを愛そうが、そうした志向自体は充足するだろう。けれども、デイヴィッドの行動が示しているように、その愛が十全なものであるためには、双方向的、さらには三角形的であることが必要になる。作品中でデイヴィッドが見せるいくつかの攻撃的な行為（マーティンにそそのかされ母モニカの毛髪を切り取ろうとしたり、子供たちにけしかけられマーティンをプールへと沈めてしまうこと）は、いずれも「ママを愛する」

という欲望そのものに内属しているのだ。デイヴィッドに対して最後まで距離をとっていた父のヘンリーは「ロボットが愛することができるなら憎むこともできる」のではと疑問を呈しているが、それは正しいわけだ。ただし、それは単に「愛」が反転して「憎悪」に変わるということではない。憎悪、嫉妬、羨望等のネガティブな感情は、「愛する」という感情が成立するためにむしろあらかじめインプットされていなければならないということだ。

したがって、少なくとも「愛することができるロボット」の目的が「人間の代わり」として人間らしく愛することにあるならば、以上の問題は無視しえまい。そのとき、「他者」の欲望や「第三者」への妬みといったいわば「象徴的能力」を保持することが改めて問われることになるだろう。そして、――哲学理論としては若干古臭くとも――コジェーヴ的「欲望の欲望」やジラール的「三角形的欲望」の議論（さらには、それらに関係する精神分析の議論）を改めて思い起こす必要がでてくるだろう。

2　ロボットは愛されることができるか

もし、以上のような「欲望」の機能までロボットに装填することに成功すれば、おそらくロボットは「人間らしく」愛することができるようになるかもしれない。けれども、ロボットが自分への愛を欲望できることがそのための条件だとすれば、人間がロボットを愛することができるか、あるいはロボットが人間に愛されることができるかについても真剣に考慮しなければなるまい。

『A.I.』冒頭の新作発表会の末尾で、とある女性スタッフの発した質問が、開発者のホビー博士を悩ませる。

「問題は愛することができるロボットを作るということだけではありません。本当の難問は、人間が逆にロボットを愛することができるかにあるのではないでしょうか。〔…〕もしロボットが本当に人を愛することができた場合、人間が逆にメカに対してもつべき責任とはどのようなものでしょう。それは道徳的な問題ではありませんか」。

この問いに対しては十分な答えは示されずに新作発表会は終わり、場面が切り替わる。また、興味深いことに、作品全体としても、父のヘンリーはもとより、母のモニカがデイヴィッドを愛しているか自体にはあまり焦点があたっていない。この点は、人型ロボットにおける愛を取り扱うSF映画の多くが、人間が――とりわけ男性である人間が――、ロボットに対し――とりわけ女性であるロボットに対し――執拗なまでの性的感情を抱くという主題をあいかわらず取り扱っていることに対して、興味深い対照をなしているとも言えるかもしれない。

けれども、本作品では、第一部で「ロボットが愛することができる」ことが主題になっているのに対し、第二部以降では「愛する」ことを覚えたデイヴィッドが「愛される」ことを求める冒険譚が展開されていることは確かである。とりわけ、森に取り残されてから始まるデイヴィッドの冒険は、ママに愛されるために「本当の人間」になるという希望に導かれている。「人間がロボットを愛することができるか」だけでなく、「ロボットは愛されることができるか」という問いもまた、『A. I.』にとっては主導的な問いなのだ。そこで以下では「ロボットが愛されることができる」ために必要となりそうないくつかの条件について検討してみたい。これらの条件は、それらをクリアすれば実際に「愛される」ようになるというものではない。むしろ『A. I.』は、これらの条件を次々に提示しつつ、それらをクリアすれば本当に「愛される」と言えるのか、という問いを提起していると思われる。

「愛される」ためには「自律性」が必要か

ロボットにかぎらず、人間以外のものに注がれる愛については、これまでも多くの議論がなされてきた。人間以外のものとは、たとえば、人形や車といった静物にはじまり、動物を経て、国家や人類といった抽象的な対象にいたるまで、さまざまな種類がある。それぞれの内部でも、たとえば動物について、野生の動物、飼育動物、家畜、ペット……と、さらに細分化することもできるだろう。ある研究によれば、ペットに対し「愛着」を示すのはもとより、食用の動物を飼育している人のなかにはその動物の運命を承知の上で愛情を注ぐこともあるらしい。

人形とロボットのちがいはどこにあるだろうか。

まず注目できるのは、人間を攻撃してしまったデイヴィッドの処分を依頼するためにサイバークロニクス社に向かうモニカが、どうしてもこれから破壊されることに耐え切れずにデイヴィッドを森に放置する場面だ。デイヴィッドを処分台に送ることを決断できないモニカには、確かに「愛」のようなものがあるかもしれない。けれども引き取るわけにはいかないためにモニカがとった行動は、デイヴィッドに一人で生きてゆく道を残すというものである。森でモニカはデイヴィッドにこう言う。「あなたはあなた自身で（by yourself）ここにいなければいけないの」。そこからすると、「あなた自身で」行為できるという「自律性」こそ、デイヴィッドを、その他の破壊可能な物体と分かつ部分ではないか。

この「破壊可能性」という問題は、ロボット殺戮ショーの「ジャンク・フェア」のシーンでも繰り返される。これは、各地でロボット狩りをして、そのむごたらしい破壊を見世物にするというショーである。人間の「生命を祝」い、「真に人間的な未来」を求めるこの集いで、聴衆の人間たちは喝采して、ロボットの破壊をけしかけるわけだ。彼らに捉えられたデイヴィッドも処刑台に立たされる。ショーの主催者曰く、こうした人型ロボットは、人間の心をつかみ、子どもの代わりをするが、それこそが人間の尊厳に対する侮辱である。人間に見えているからといって見た目には騙されるな——こう言って、デイヴィッドの公開処刑を試みるのだ。しかし、「僕はデイヴィッド」と自分の名を何度も叫び命乞いをするデイヴィッドの姿に、聴衆は次第に心動かされ、主催者に処刑を思いとどまらせる。それ以外のロボットについては歓喜して「破壊」をけしかけていた聴衆は、デイヴィッドには躊躇したわけである。

けれども、ショーでむごたらしく処刑される諸々のロボットも、機能的には十分に「自律性」を備えているはずだ。

だとすると、デイヴィッドは、「自律性」をもたない人形と区別されるだけではなく、「自律性」をもつはずの他の破壊可能なロボットからも区別されているのだ。モニカとジャンク・フェアの聴衆たちにデイヴィッドの「破壊」を思いとどまらせたものは――外見の類似性でなければ――何だろうか。

「愛される」ためには「殺すことができる」か

ここで思い起こすことができるのは、「殺すことができない」ことを「他者」の本質的な特徴として述べたフランスの哲学者エマニュエル・レヴィナスの考えである。

レヴィナスの「他者」概念はとても複雑であるが、しかしそれが言っていることを素直に受け取るならば、デイヴィッドのような「ロボット」をレヴィナス的な意味で「他者」と呼ぶ余地は十分にある。というのも、レヴィナスの「他者」とは、いかなる属性によっても規定されない、ということを唯一の規定としている、つまり、あらかじめ「人間」であるか「ロボット」であるかは捨象されるからだ。より正確に言えば、すでに「私」が有している「人間」ないし「ロボット」という概念によっては把握されない存在、それ自体として自らの姿を示してくる相手が「他者」とされる[3]。この意味では、「僕はデイヴィッド」と叫び、ロボットに関する聴衆の既成概念を打ち破って自らの「それ自体」性を示したデイヴィッドはすでにある程度の「他者性」を備えていると言うことすら可能だろう。

けれども、新奇なものならなんでも「他者」であるわけではない。レヴィナスによれば、「他者とは殺すことを欲することができる唯一のものである」と同時に、「汝殺すなかれ」と命じる存在だとされる。この二つのことは一見すると矛盾しているように見えるが、どういうことか。

「殺す」というのは、「他者」の存在を抹消することと必ずしも同じではない。われわれは、なにか別の存在を抹消するときにつねに「殺す」わけではない。たとえば、目の前にあるパンを食べ、その存在を抹消するとき、「殺す」とは言わない。通常「殺す」ことができるのは、蚊のような小さな生物から巨大な怪獣にいたるまで、それなりの自律性を有した存在だろう。そのなかで、「私」に対して「殺すなかれ」と命じてくるものが「他者」だとレヴィナスは言うのである。

これは、デイヴィッドの叫びを道徳的に聞き取らなければいけないとか、殺人の禁止を告げる法的な規範を順守しなければならないということではない。問題は、もし私がそのような「他者」を「殺す」ことに成功するならば、その「他者」は「他者」ではなくなってしまうという逆説的な事態に関わっている。他者は、殺すことができてしまうと、破壊可能な対象にすぎなくなる。つまり「他者」ではなくなってしまう。「他者」が「他者」であるためには、いつまでたっても「殺す」ことができないのだ。ここでのポイントは、実際に「他者」と呼びうる存在を抹消しうるかどうかではなく、「私」による破壊が可能な対象とは異なり、「私」のあらゆる力が及ばない存在、「私」が思うままに扱うことのできない存在を「他者」と呼ぶということである。そればかりでない。「私」の力が及ばないこの得体の知れない存在は、場合によっては「私」に危害を加えることもありうる。レヴィナスにおいて、「他者」とは、「私が殺すことができない相手」であるばかりではなく、「私を殺すかもしれない相手」なのだ(4)。そうした相手に対し、「殺す」のではなく「応答する(répondre)」という可能性こそが、レヴィナスが倫理的な「責任(responsabilité)」と呼ぶものであった(5)。

もし、レヴィナスの議論を――単純化を承知で――以上のように理解するならば、「破壊不可能」な存在であるデイヴィッドに対して、「他者」性を認めることは十分できるだろう。ただし、その場合に、「自律性」の考え方について修正を加えることが必要になる。破壊することに耐えられない相手とは、(一般の自律型ロボットのように)単に他律的な制御を不要とするという意味で自律的であるだけではない。あるいは、(自律的な人間というときのように)他人に依存しなくてもよいような精神的、身体的な能力を有しているということでもない(そのように「自律性」を規定してしまえば、そうした能力を欠いた相手はもはや「他者」ではなくなることになる(6))。むしろ、ここでの「自律性」とは、場合によっては「私」に対し危害を加えるかもしれないほど「私」の想定を超え出た相手、私を殺しかねない相手がもつ性質である。

もし、以上のような意味での「他者」性を真にロボットが獲得することになれば、おそらくロボットは「愛する」ことも「愛される」こともできるようになるかもしれない。だが、その場合、そのような「他者」は嫉妬や妬みを抱くだけでなく、人間に危害を加える可能性も有さなければならなくなるだろう。「人間に危害を加えない」というロボット倫理の原則は、「愛することができるロボット」の可能性と衝突してしまいかねないのだ。逆に言えば、そのようなリスクを引き受けなければ、ロボットの愛は可能にならない、ということだ。

「愛される」ためには「生まれる」べきか

以上の考察の動機は、デイヴィッドのようなロボットの特徴を、人形や一般的な自律型ロボットとの比較によって捉えようとするものだった。今度は視点を変えて、デイヴィッドの特徴を人間との比較において考えてみよう。

そもそも、デイヴィッドは治癒の見込みがほとんどなかった実の子どものマーティンの代わりだった。この「実の子どもの代わり」という役割に着目してみると、デイヴィッドは、同じ役割を担っているように見える里子や養子とどのようにちがうだろうか。

作中では、当然デイヴィッドが人間とは異なるところが多々描写されている。たとえば、プールにてマーティンの友人たちにデイヴィッドがけしかけられる点がそうである。マーティンがロボットの弟をもったことに興味を抱いたこの友人たちは、デイヴィッドに対し、小便をするのか、痛みを感じるのかと問い詰め、自分たちが「オルガ」、すなわち有機体であるのに対し、デイヴィッドを「メカ」と呼んで嘲笑する。この「オルガ」と「メカ」のちがいは、単に身体組成のちがいだけではない。作中で何度か触れられるように、もっとも根本的なちがいは、デイヴィッドには「誕生日」がないこと、つまりデイヴィッドは、生まれたのではなく生産されたという点にあるように見える。

里子や養子は、誰かが産んだ子であるのに対し、デイヴィッドは誰の子でもない。人間の子が、——奇跡と呼ぼうと望まざるものと呼ぼうと――あらかじめ調整しがたい偶然の産物として出産されるのに対し、ロボットのほうはある程度計画的に設計され、生産される。それゆえに、各々に向けられる「愛」は異なる――そう言えるだろうか。

しかし、改めて考えてみると、誕生と生産のちがい、すなわち、愛される相手が（技術的に生産されるのではないという意味で）自然に「生まれた」かどうかは、「愛」についてはそれほど決定的ではないように思われる。たとえば、医療技術が進み「出産」が偶然の産物ではなく、それなりに計画的かつ実効的に調整されるようになった場合、そうした技術の助けを借りて「生まれた」子は、そうではない子、つまり、自然に生まれたと言われる子に比べて、向けられる「愛」の性質が変わってくるだろうか。あるいは、自然に生まれた子が瀕死状態になり、技術的に延命が可能になった場合、つまりその「生」そのものが、自然ではなく技術などの人工物を条件にするようになった場合に、「愛」の性質も変わってくるだろうか。

別の角度から見ると、この問題は、近代における「人間」の理解それ自体にも関わってくるだろう。そもそも、身分制を土台としていた前近代社会では、「人間」は、「系譜」、つまり誰から生まれた子であるかを起点にして考えられていた。これに対し、「人間」が「生まれながらにして自由」であることの宣言からはじまった近代においては、自律的な思考、意志、判断の能力を有した「人間」は――ロックの「タブラ・ラサ」であれ、「ロビンソン・クルーソー問題」であれ――、自分が「無」から始めることを前提にしてこそ成立しているはずなのだ。これは、誰から生まれたかは問わない、というだけではない。ハイデガーにおいてそうであるように（ハイデガー 1994, 130-131, 323）、自分が現に存在しているその由来へと遡ることができないこと、つまり自分がどこからこの世界に投げ入れられているかを知らないことこそが、「自由」な存在としての「人間」という考え方の基盤にあったと考えることすらできる（ハイデガー以降の現代哲学が、こうした「存在」概念を問いただすために「生まれた」ことにますますの注目を寄せるようになっているのは興味深い）。

いずれにしても、自分がどこから生まれているかは、それほど決定的なものにはなりにくいように思える。むしろ、

「オルガ」と「メカ」のちがい、「出産」と「生産」のちがいよりは、「メカ」が複製ないし「大量生産」が可能であるのに対し、「オルガ」のほうはそうではない、つまり、なにか「かけがえのなさ」のようなものがあるという点こそが根本的なのではないか。実は、これこそが『A. I.』のなかで、デイヴィッドが自分は愛される資格を有しているると考えるときの最大の理由である。「ママは僕を憎んでいない。僕は特別でユニークだから。僕みたいなメカはほかにいない」。他の「破壊」可能な「メカ」とちがい、自分は「特別でユニーク」である。それゆえ愛される資格がある、という論理だ。

「愛される」ためには「かけがえのなさ」が必要か

けれども、自分にはこのような「かけがえのなさ」があるはずだと信じていたデイヴィッドは、自らの生誕／生産の秘密を知ることで打ちひしがれることになる。「メカ」を「オルガ」にしてくれる術を知るホビー博士――デイヴィッドの製作者にほかならない――に会いにマンハッタンに赴いたデイヴィッドは、そこで、自分自身と瓜二つの「デイヴィッドII」と出会うことになる。「君は僕なのかい」と尋ねるデイヴィッドに対して、デイヴィッドIIは「僕はデイヴィッドだよ」と答える。デイヴィッドが二人いるわけだ。デイヴィッドは、自分がもう一人いる、自分が複製された存在のうちの一人であるという事実に耐えられず錯乱する。そこでデイヴィッドの出した答えは、あたかももう一人の自分は「愛する」に値する「他者」ではないと言いたいかのように、それを「破壊する」ことだった。そればかりでない。デイヴィッドは一人だけでも、二人だけでもなく、数多くいた。ホビー博士が目を離した隙に別室を覗いたデイヴィッドが目にしたのは、自分と同じ姿の「数多くのデイヴィッドたち」(7)が、「生誕」に備えて並べられている光景だったのだ。「特別でユニーク」だと思っていた自分が、複製の一つにすぎないことを知ったデイヴィッドは、自らの身を海に投じてしまう。

けれども、デイヴィッドがそもそもたった一つだけ、かけがえのないかたちで「生産」されていれば、「愛される」

に値したのだろうか。あるいは、自分と同じ構造をもつ「数多くのデイヴィッドたち」がいたとしても、ほかならぬこのデイヴィッドの「かけがえのなさ」に変わりはないのではないか。このデイヴィッドのうちにあるはずの「特別でユニーク」な部分、愛が注がれるべき「かけがえのない」部分とは何だろうか。

ここで、次のような逸話が参考になるかもしれない。ギリシア神話には、ヘラクレスの母として知られるアルクメネが、アンフィトリオンという男と夫婦の契りを結ぶ直前、ゼウスがアンフィトリオンの姿に化けてアルクメネと交わったという話がある。それに関する逸話だ。

この夜、アルクメネはあらゆる点で自分の夫である男を愛する。ふたりの男を記述すれば、完全に同じ内容となる。彼女は、アンフィトリオンを愛する理由の一切と同じ理由から、アンフィトリオンの姿を取ったゼウスを愛するのだ。ゼウスとアンフィトリオンはただ数のうえで区別されるだけである。かれらはひとりではなくふたりだから。しかしアルクメネが愛しているのはアンフィトリオンであって、かれの姿を取った者ではない。愛の感情を、それを説明する命題の束や愛の対象に与えられた性質などから理解しようとするひとがあるかもしれない。だが、アンフィトリオンにあってゼウスにない「何か」にどんな合理的な説明がつけられるというのだろう。アルクメネの愛がゼウスではなく、アンフィトリオンにこそ向けられていること、それをどのように説明できるというのだろう。（デュピュイ 2014）

ゼウスが完全にアンフィトリオンに化けることに成功したとすれば、つまり、同じ容姿、同じ性格、さらには同じ「記憶」すらインプットすることに成功したとすれば、アルクメネは、どこからどう見ても、どのような会話や接触をしようとも、アンフィトリオンと同じ人物に向き合うことになる。ここでの問題は、アルクメネは引き続き同じようにこのもう一人のアンフィトリオンを愛することができるかだ。

もし愛することができない、あるいは複製に向けられている感情はアンフィトリオンに向けられていた感情とは別のものであるとするならば、その理由はどこにあるだろうか。考えられる解釈は、「愛」はその人の「性質」に向けられているのではない、というものだ。「それを説明する命題」、つまり「アンフィトリオンは〜である」という命題の「〜」には、「男である」とか「力強い」とか、さまざまなアンフィトリオンの「性質」が入るだろう。これらはどれも、確かにアンフィトリオンその人がもつ性質であるが、しかし、逆にその性質をすべて集めたとしても、本人を特定するには十分ではない。それらの性質は、ほかの人ももつことができる、共有可能、交換可能なものだからだ。「愛」はこうした「性質」に向けられているのではなく、ほかの人とは共有不可能、交換不可能な「かけがえのない」部分に向けられている——「実体」と「性質」との区別という哲学的な概念に基づいて、このように解釈する余地は十分にあるだろう。

もちろん、このような説明にもいくつかの疑問が残る。この「かけがえのない」部分さえ残るならば、それ以外の属性が変わっても、引き続き同じ「愛」を注ぐことができるのだろうか。たとえば体の一部や臓器の一部や、視覚や聴覚といった感覚の一部を損傷した場合、それらを義肢装具技術や人工知能を用いた技術によって代替していった場合、何が「かけがえのない」部分として残るだろうか。デイヴィッドにとって、それは何だったのか。

「愛される」ためには「死ぬこと」ことが必要か

ところで、『A.I.』には、どんでん返しが多い。「本当の人間」になり母の愛を得るという夢を叶えてくれるという妖精のブルーフェアリーを探し求めてきたデイヴィッドは、海に身を投じるも命を落とすことなく、なんと海底にてブルーフェアリーに出会うことになる。デイヴィッドは「僕を本当の男の子にしてください」とブルーフェアリーに願い続けるが、今度はなんと二〇〇〇年後の人類が死滅した世界にいきなり移行する。破局を生き延びたデイヴィッドは、宇宙人たちの力を借りて母モニカに本当の男の子のように愛されるという「夢」を叶えることになるのだ。

こうしたお伽話のような結末には多くの批判が寄せられたが、そこにはきわめて重要なテーマが隠されていると思われる。それは、ロボットは死なないというテーマである。キューブリックの作品では「不死性」がテーマになっていることが多いが、『A.I.』においては、「不死性」がほかならぬ「愛」との関係で焦点化されているのだ。

たとえば、第一部で、デイヴィッドを置いて外出しようとする母モニカに対し、デイヴィッドは突然「ママは死ぬの？」と尋ねる。モニカがいなくなると「僕は一人になっちゃう」からだ。けれども、「愛しているよママ、いつまでも死なないで」というデイヴィッドのセリフには、単に「愛している相手にはいつまでもそばにいてほしい」という願望だけではなく、「死ぬこと」ができないデイヴィッドは「愛される」ことができるのかという問題が秘められているのではないだろうか。

「数多くのデイヴィッドたち」に出会い自分の「特別でユニーク」な性質を否定されたデイヴィッドは、海に飛び込んでも死なないし、二〇〇〇年の時が経ち地球上の生命体が死滅しても一人生き残り続ける。その挙句に、たった一日だけモニカの愛を得て願いが成就する時間を与えられるのである。この「不死性」と、ついに手に入れた束の間の「愛」はどう考えたらよいだろうか。

これについて、まず思い起こすことができるのは、ハイデガーが『存在と時間』で行っている議論である。ハイデガーは、「死ぬことができる」ことが、「現存在」が究極的にもつ「ひとごとでない存在可能性」であると言っている（ハイデガー 1994, 第53節）。普段、自分自身の「自己」を見失っている人でも、とりたてて「かけがえのなさ」をもっていない人でも、自分自身の死だけは、誰にも交換できない、誰にも代わってもらえない「個別的」なものだというのだ。無論、ハイデガーは、これを、自らの死を覚悟した人間がとるべき実存主義的な態度決定のように考えているのではない。ただ、「自分の死を死ぬことができる」ことが「かけがえのなさ」をもっとも示すという論理それ自体は、デイヴィッドの不死性を考えるにあたっては示唆に富んでいる。デイヴィッドが自殺もできず他の生物とともに死滅もできなかったことは、「自分の死」という「かけがえのなさ」を有していないことを示していると考えられるからだ。それゆえにデイヴィッドにとって、最後に得られた「愛」は幻影にすぎなかった――こう結論づけてもよいかもしれない。

だが、もう一つの解釈も可能だ。それは、不死性よりも、束の間に消えてしまう「愛」をデイヴィッドが絶えず求め続けるという点に力点を置く解釈だ。先に挙げたレヴィナスは、後年になって「情欲なき愛」という概念を自らの「他者」の思想にとって根本的なものとして提示している。そこでレヴィナスは、ハイデガーにおける「死」の考えにおいては他人との関係が解消されてしまっていると言いつつ、「他人との愛」を、つねに「来たるべきもの」、つまり「私がもはや存在しないような未来に対して」向けられた「私」の応答可能性として考えようとしている。(8) ここにあるのは、「死ぬこと」ができるから「私」があるのではなく、そうした「他者」に向けて「愛」を向けることができるからこそ「私」があるという考えである。レヴィナスによれば、自分が決して手にすることができないものを「愛する」ことができるから、つまり「応答する」ことができるからこそ、「私」は「かけがえのない」者だということになる。この意味では、二〇〇〇年以上の長きにわたり、母モニカの愛を求めつづけたデイヴィッドは、確かに「特別でユニーク」だったと言うことが可能かもしれない。

もちろん、デイヴィッドが、本当に人間の代わりとして人間らしい「愛」を手に入れたかどうかについては、「愛」の定義によるだろう。「かけがえのなさ」についても同様である。たとえば、今見たレヴィナスにおける「情欲なき愛」という発想は、さまざまな「愛」を考えるにはあまりに純粋すぎると考えることもできる。ともあれ、『A.I.』で仮定された「愛することができるロボット」デイヴィッドが示しているのは、性愛というきわめて複雑な「愛」を捨象した場合でも、私たちが「愛」と呼んでいるもの自体が、けっして一義的なものではなく、「憎しみ」や「嫉妬」、「破壊可能性」、「かけがえのなさ」、「死の可能性」といったさまざまな問題と密接に関わっているということだろう。

「本当の愛」を求めるデイヴィッドの冒険が困難なのは、デイヴィッドが本当の男の子になれなかったからではなく、「本当の愛」というものがきわめて多様な姿をしているからではないか。いずれにしても、デイヴィッドの冒険はその多様性をさまざまに見せてくれるものであることは確かだろう。

注

（1）映画の成立の背景や概要については、Harlan & Struthers 2009を参照。英語の文献では、映画『A. I.』についての哲学的な考察を試みたものは少なくないが（Cf. Kowalski 2010）、「愛」の問題を正面から扱っているものはほとんどない。

（2）とりわけ、イギリスの精神分析家ジョン・ボウルビィの提唱した愛着理論を参照。

（3）レヴィナスの「他者」概念は時期によってニュアンスの違いがあるが、ここで念頭に置かれているのは、とりわけレヴィナスが倫理的な「他者」という考えを初めて定式化した時期の二つの論文、すなわち「存在論は根源的か」と「自由と命令」である。それぞれ、レヴィナス2015とレヴィナス1997に再録されている。

（4）この点については、モーリス・ブランショが、レヴィナスにおける「他者」との出会いとは「話すか、殺すか」が問題となるような「未知なるもの」との遭遇であると述べていることが参考になる。ブランショ2016を参照。

（5）「応答する」ことは、単に返事をすることではない。言葉を発することでも不十分である。そうではなく、コミュニケーションがとれるかどうかも分からない得体の知れない相手を前にし、それでもコミュニケーションをとろうと声をかけてみることである。もちろん、突然やってきた闖入者のように、「他者」は文字通り得体の知れない相手であって、「殺す」備えが必要な場合もある。けれども、その闖入者に対してそれでも声をかけてみることが「応答する」ことだと言える。『メッセージ』という映画（ドゥニ・ヴィルヌーヴ監督、二〇一六年）は、宇宙からやってきた謎の生命体に対し、軍隊と同時に言語学者を派遣し、彼らの「メッセージ」を解読するということが主題となっているが、この「軍隊」と「言語学者」の存在は、レヴィナスの言う「殺す」と「応答する」に相当する。

（6）自律性を失いつつある人間に対する「愛」が「殺す」ことと無関係でないことは、老年者同士の「愛」を主題化したミヒャエル・ハネケ監督の作品『愛、アムール』（二〇一二年）において描かれている。

（7）自分が数多くいるという問題は、逆に、人間のロボット化ないし機械化の過程においても生じている。広島に原爆を落としたパイロットであるクロード・イーザリーとの対話において、ドイツの哲学者のギュンター・アンダースは、人間が人間的な「責任」を感じなくなるためにはある種の機械装置の一部となる必要があると言いつつ、そのときには「複数のクロード」が生まれると述べている（アンデルス 1987）。

（8）とくに、レヴィナスの晩年の対話である「他者、ユートピア、正義」（レヴィナス 2015 所収）を参照。

参考文献

Harlan, J. and Struthers, J. M. (eds)（2009）*A.I. Artificial Intelligence: From Stanley Kubrick to Steven Spielberg: the Vision Behind the Film*, Thames & Hudson.

Kowalski, D. A. (ed.)（2010）*Steven Spielberg and Philosophy: We're Gonna Need a Bigger Book*, University Press of Kentucky.

アンデルス、G.（1987）『ヒロシマわが罪と罰』篠原正瑛訳、ちくま文庫

コジェーヴ、A.（1987）『ヘーゲル読解入門――『精神現象学』を読む』上妻精・今野雅方訳、国文社

シャマユー、G.（2018）『ドローンの哲学――〈無人化〉する戦争と遠隔テクノロジー』渡名喜庸哲訳、明石書店

ジラール、R.（2010）『欲望の現象学』古田幸男訳、法政大学出版局

スピルバーグ、S.（2010）『A.I.［WB COLLECTION］』（DVD）ワーナー・ホーム・ビデオ

デュピュイ、J.＝P.（2014）『聖なるものの刻印――科学的合理性はなぜ盲目か』西谷修・森元庸介・渡名喜庸哲訳、以文社

ハイデガー、M.（1994）『存在と時間　下』細谷貞雄訳、ちくま学芸文庫

ブランショ、M.（2016）『終わりなき対話Ｉ　複数性の言葉』湯浅博雄・上田和彦・郷原佳以訳、筑摩書房

ルイス、C. S.（2011）『四つの愛〔新訳〕』（C. S. ルイス宗教著作集２）佐柳文男訳、新教出版社

レヴィナス、E.（1997）『歴史の不測』合田正人・谷口博史訳、法政大学出版局

レヴィナス、E.（2015）『われわれのあいだで』合田正人・谷口博史訳、法政大学出版局

第5章 人はＡＩと恋愛することができるのだろうか
――『her／世界でひとつの彼女』と『エクス・マキナ』を題材に

山田圭一

はじめに

近年、ＡＩを巡る問題がさまざまな場所で、さまざまな側面から議論されるようになってきている[1]。そのうちで最も盛んに論じられている問題といえば、われわれ人間の仕事がＡＩにとって代わられるのではないかという職業問題であろう。しかし、ＡＩがわれわれ人間にとって代わる可能性は単に仕事上の役割だけではない。最近再販売されたaiboのようなペットロボットやPepperなどの会話型応答ロボットなどは、彼らが共に暮らす家族の一員としてみなされるようになる可能性を示唆している。そしてこのようなＡＩと人間との関係を延長していった先に、これまで最も人間的な関係とされてきた恋愛関係についての問いに突き当たることになる。すなわち、われわれはＡＩと恋愛することができるのだろうか[2]。

本章ではこの問いについて考えるために、『her／世界でひとつの彼女』（二〇一三年）と『エクス・マキナ』（二〇一五年）という二つの映画を取り上げ、そこで描き出されているＡＩとの恋愛の可能性と倫理的な問題点について考察してみることにしたい。

1　恋愛にとって身体は必要か

まずは、上記の二つの映画のAIがどのようなものとして設定されているのかを簡単に説明しておこう。『her』に登場するAI「サマンサ」は、コンピュータに実装される汎用型の最新型OSとして造られている。彼女はOSとはいっても、Windowsのようなクリックに反応するだけの受動的で無味乾燥なOSではなく、音声入力に対して音声で応えたり、自発的に話しかけてきたりする会話型のOSである。彼女は一声で文書の整理からメールのチェックなども代わりにやってくれる優れた秘書の役割を果たすだけでなく、雑談に応じたり体調を気にかけてくれたりする。そして主人公のセオドアは、サマンサとの声だけのやりとりを通じて、次第に彼女に心惹かれていくことになる……。

他方、『エクス・マキナ』のAI「エヴァ」は、ある検索エンジン会社（名前はウィトゲンシュタインの著作にちなんで「Blue Book（青色本）」と名づけられている）の社長がつくった人型アンドロイドである。主人公の男性ケイレブはこの社長に招かれて、エヴァに対するチューリングテストを行うことになるが、通常のチューリングテストと違い、彼は初めから相手が人間ではないということを知らされている。それでも彼はエヴァとの質疑を繰り返し、そのやりとりを通じて、次第に心を惹かれていくことになる……。

以上の内容を踏まえて、サマンサとエヴァの共通点と相違点をまとめておこう。まず共通点としては、両者がともに女性を模してつくられており(3)、どちらも現代のAIとは比べものにならないくらい高度で自然な会話能力を有しているという点が挙げられる。

続けて、相違点をみてみよう。何よりも大きいのは、エヴァは人間そっくりな身体をハードとしてもつのに対して、サマンサはそれをもたない純粋なソフト的な存在であるという点にある。この身体の有無という点は、人間と機械と

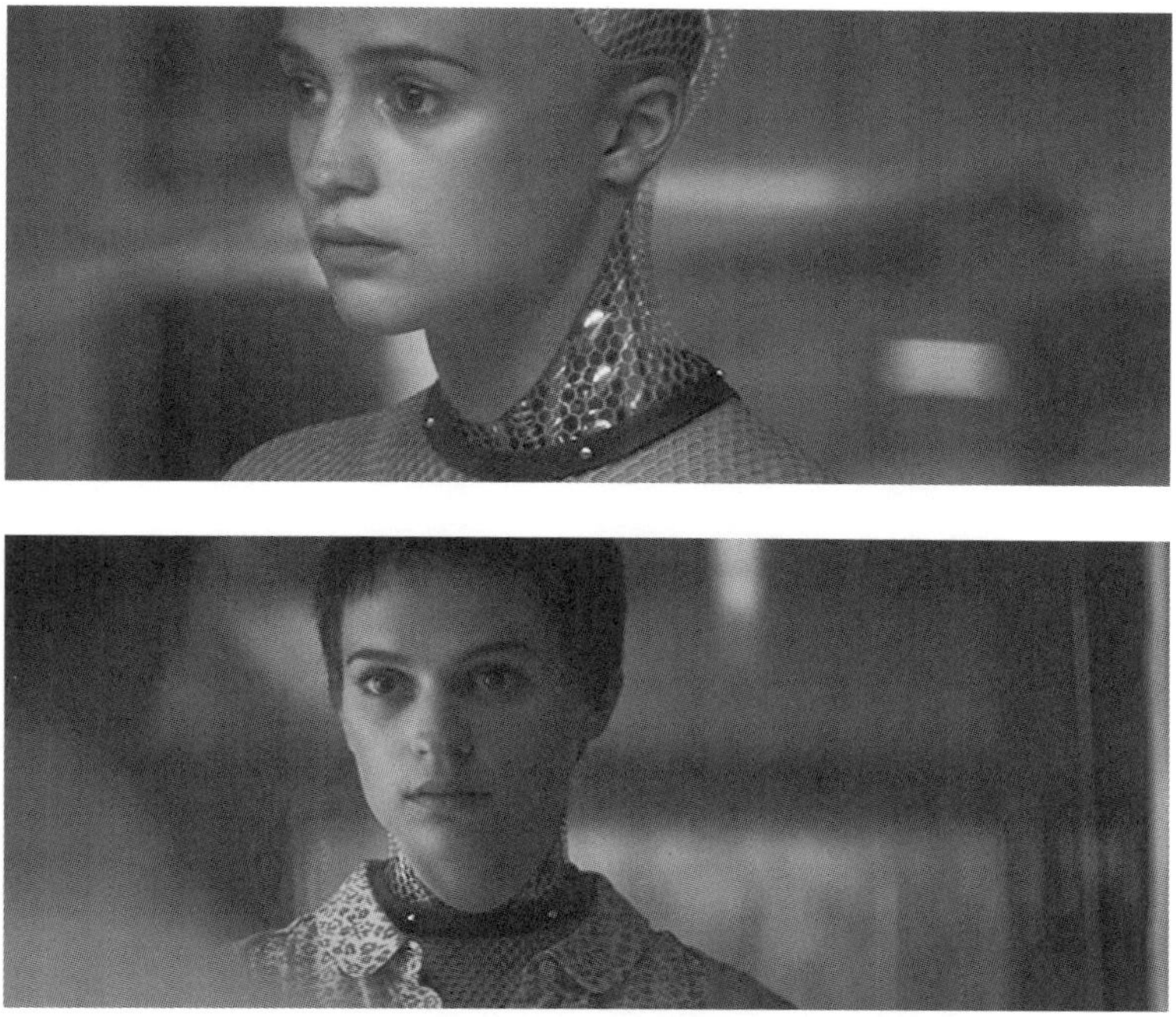

図５−１、２　エヴァが人間の格好をする前と後（ガーランド 2016）

の恋愛を考えるうえで極めて重要な論点となるように思われる。

まず、『エクス・マキナ』における恋愛に関しては、エヴァのもつ身体性を抜きに語ることはできない。それは一方で、彼女の顔や身体のフォルムの部分がその役を演じている人間（アリシア・ヴィキャンデル）の美しい容姿をそのまま備えているからであり、他方で頭部後方の機械をむき出しにした彼女の半機械的な外見が、あるいみで人間的なエロスとは異質の機械的なエロスと魅力を感じさせるものとなっているからである。後者の点については、作中でエヴァがカツラをかぶってほぼ通常の人間の外見になったときにその魅力が一気に減じるところからもよくわかる。このように、彼女の身体（その細やかな表情も含めて）の人間的な美しさと機械的な美しさの双方が、この映画における人間とＡＩとの恋愛に大きな説得力を与えている[4]（図５−１、２）。

それに対して、『her』のサマンサは、音声の

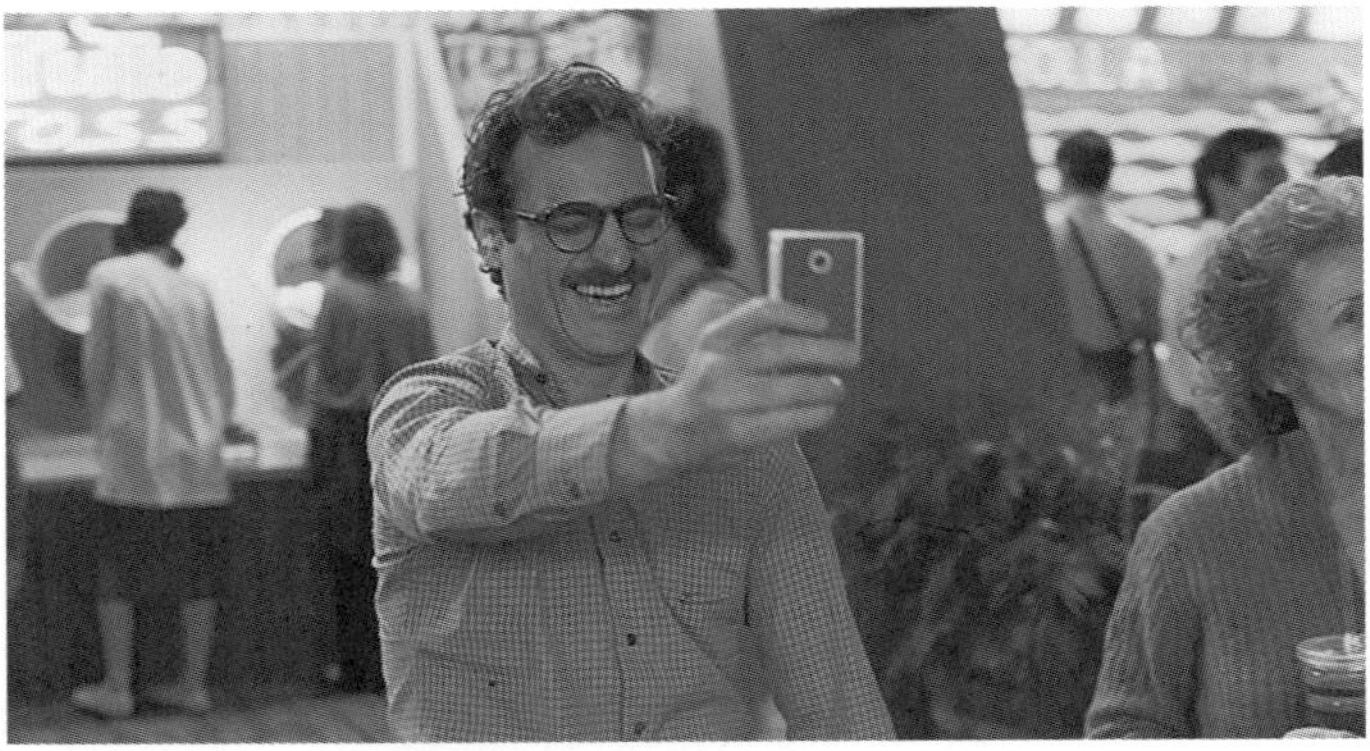

図５－３　スマホを使って外でサマンサとデートする主人公（ジョーンズ 2014）

みでコミュニケーションを図る存在であり、このような美的な対象、あるいは、性的な対象としての身体をもたないという点にエヴァとの決定的な違いがある。たとえば、サマンサとの「デート」は主人公がスマホを外に持ちだす形で行われ、そこでは通常のカップルの場合とは異なり、相手の目を見つめることも、体に触れることもない（図５－３）。もちろん、サマンサの声を演じるスカーレット・ヨハンソンの声がもつ甘美な響きが、彼女との恋愛に大きな説得力を与えていることは間違いない。しかし、彼女はディスプレイ上にさえもその姿を現すことはなく（この点で、ゲームなどのヴァーチャル・リアリティにおける「恋愛」の対象とも異なる存在であり）、このような非身体的な存在者を相手にした恋愛形態は、近未来に実現されうる（「純粋に精神的な」という通俗的な意味での）「プラトニックな」恋愛の究極的な形態のひとつといえるかもしれない。

しかしながら主人公のセオドアは（そして非身体的な存在者であるサマンサさえも）、このような非身体的な恋愛に満足することができずに、互いの肌に触れ合うことを望み、人間の女性を代理の身体として性交渉を試みる。同様の描写は、名作『ブレードランナー』の続編として二〇一七年に公開された『ブレードランナー２０４９』のなかでも登場し、ここでは身体をもたず立体ホログラフとして主人公の前に現われるＡＩのジョイが、ある女性の身体とそのホログラフを一体化させることで擬似的な性交渉を行うという場面が描かれている。[5]

ここには、代理母ならぬ代理セックスの倫理的問題が潜んでいるが、その点を置いておくとしても、われわれの恋愛において身体が果たしている重要な役割が反照的な仕方で明らかにされており、われわれ人間が動物の一種であり、人間が生物として自然史のなかでこれまで培ってきた動物的な本能（その大部分は種の保存という本能に由来する）に根ざした性愛の形態が恋愛にとって不可欠なものとして捉えられていることが示されている。そしてそうであるがゆえに、自然の産物ではなく人為の産物であるＡＩとの恋愛は、このような生物種的な本能を超えた純粋に精神的な恋愛というものがそもそも成立しうるのかという根源的な問いをわれわれにつきつけてくるのである(6)。

2　複数の相手と恋愛することは悪いことなのか

そして上記の身体性の有無という点につなげて次に考えてみたい問題は、複数の相手と恋愛を行うポリアモリー（polyamory）の問題である（Cf. Anapol 1997）。『her』の最後で、サマンサが実は主人公以外のユーザーとも付き合っていたということをカミングアウトし、その数が六四一人にものぼることを主人公が聞いて憤慨するというシーンがある。

これは人間の場合であれば、浮気として責められるところであろうが、ここで考えてみたいのは、サマンサのこの行為は本当に責められるべき事柄なのだろうかという点である。そしてこの問いについて考えるためには、そもそも一般的に複数の人間と恋愛することはなぜ悪いことだと考えられているのかという問いに遡って考えてみる必要がある。

この問いについて考える際に、共時的なポリアモリーは責められることが多いのに対して、通時的なポリアモリーは責められることが少ないという事実は重要なポイントになるように思われる。たとえば、われわれは不幸にして伴侶と死別してしまった方が再婚したとしても、多くの場合そのことを喜んで受け入れて、責めるということは少ないだろう。このいみでわれわれは同時点で複数の相手と恋愛するということには抵抗があるのに対して、時点がずれる形で複数の相手と恋愛するということにはそれほど抵抗はないようだ。では、それは一体なぜなのだろうか。

第一の理由としては、相手のために使える時間や労力が限られているという点が挙げられるだろう。たとえば、われわれの肉体は同時に複数の場所に存在しえないので、異なる場所にいる相手と同時に会うことはできない。したがって、複数の相手と付き合っているときには、必然的に一人と共有できる時間は少なくなる。また、思考という点に関しても、誰か特定の人間のことを考えているときには、他の誰かのことを考えることはできない。さらに別の制約としては、恋愛の結果として家族を構成した場合にそれほど多くの成員を養っていくことができないという点も挙げられるかもしれない。おそらくわれわれが社会的なシステムとして一夫一婦制をとってきたことの潜在的な理由の一つには、このような経済的な制約があるように思われる。

それに対して、サマンサは以上のような制約をすべて免れている。彼女は空間的な位置を占めないので、同時に複数の相手と時間をともにすることができるし、われわれと違って同時並行的な情報処理（いわゆる「思考」）が可能なので、複数の相手と異なる内容の会話を行うこともできる。そして彼女は生物学的な家族を形成するわけではないので、どれだけ多くの「家族」をもっても養育の問題は生じないし、戸籍ももたないので社会的な制約（たとえば「重婚の禁止」など）も免れている。そして、このような制約をすべて免れているサマンサは、われわれが複数の相手と恋愛する人に対して向けるさまざまな非難がことごとく的外れなものとなる。このように考えてみると、われわれの善悪を判断する基準が、いかに偶然的で自然的・社会的な条件によって形作られてきた歴史的な産物であるかが改めて明らかになってくる。そしてもしもそうだとすると、われわれはこのような人類の歴史的な制約を免れたサマンサが複数の相手と恋愛をしていたことを責めることができないのではないかという疑念が生じてくる。

しかしそれでも、われわれがサマンサを責めたくなるのだとすれば、上記の理由とは別のいみで相手に「自分だけを愛して欲しい」と思っていることになる。たとえば、一般的に「アガペー」と呼ばれる神のごとき愛は、太陽のように誰にも分け隔てなく注がれる愛だとされているが、このような神の愛は先ほどの人間の物質的な制約を免れているがゆえに、万人に対して最高度の愛を同時に与えることができる。この点において、サマンサの愛はこのような神の愛に近づいているといえるのかもしれない。しかしながら、われわれが「恋愛」という言葉を使うときに考えている愛の形は、このような博愛的なものではなく、「他の誰かではなく自分だけを愛してほしい」という形をとるように思われる。これは「他の誰かよりも自分を愛してほしい」という愛の分配の多寡ではなく、「自分を恋愛の対象として選ぶ」ということがすなわち「他人を恋愛の対象として選ばない」ということを含意するような排他的な愛を要求していることになる。そして、このような排他性を自分から相手への恋愛に対しても適用すると、「お互いに相手のことのみを愛して、それ以外の人を愛さない」ということが求められることになる（そして、ポリアモリー論者が「所有しない恋愛」という言い方で否定しようとしているのは、まさにこのような排他性にほかならない）。

映画のなかで描かれたサマンサとの恋愛模様は、上記のような恋愛における排他性の欲求が、われわれが物理世界のなかで現在あるような仕方で存在しているという偶然的な事実の結果にすぎないのかもしれないという点に気づかせてくれる。しかしながら、すでにわれわれがもってしまっている〈恋愛〉概念においては、この欲求はかなりの根源的な部分に位置しているのも確かである。そして、この根源的な欲求には何の合理的な理由もないとも言い切れないように思われる。この論点には第4節でもう一度立ち返ることにして、次節ではＡＩとの恋愛において鍵となるコミュニケーションの成立可能性について考察することを通じて、ＡＩとの恋愛を困難にしている最も根本的な理由について考えてみたい。

3　われわれはＡＩと本当に心を通じ合えるのか

ここまで主に身体性という観点からＡＩとの恋愛が垣間みせる倫理的な問題について考察してきた。そこで、最後にもう少し原理的なところにまで遡って、物に対する愛情と恋愛感情との違いについて考えてみたい。われわれはもちろん、人間に対してだけでなく物に対しても愛情を注ぐことができる。そしてその対象はときに、趣味の車であったり、お気に入りの茶碗であったりする。しかしながら、このような物への愛情とロボットとの恋愛とはやはり異なっているように思われる。それは、物には心がないのでその思いがこちら側からの一方通行であるのに対して、AIとは双方向のコミュニケーションができており、それを通じてお互いの心が通じ合っていると思えるからだろう。しかし、その考えはもしかしたら幻想なのかもしれない。たとえば、AIBOなどの現行のペットロボットに関して、ロボット倫理学者のスパローは以下のように述べている。

> 動物ロボットが本物の動物の振る舞いを忠実にまねて振る舞うようにつくられているとしても、それらの振る舞いはまさにこれ――偽物（imitation）に留まる。とりわけ、ロボットは何かを感じたり経験したりすることはない。（Sparrow 2002, 313）

そしてここからの帰結として彼は、「動物ロボットは、われわれと本物の動物とのあいだに成立する倫理的関係と同じような関係に立つことができない。ロボットは自分たちの主人を愛することはできない」（*Ibid.*, 314）と結論づける。そしてこのことは確かに、現在の技術段階でのロボットに対しては一般的にあてはまるであろう。しかし、チューリングテストに完全に合格できるようなAIが誕生した場合にも、この批判は妥当であろうか。この問題は『her』と『エクス・マキナ』のどちらにも原理的に適用可能ではあるが、より問題が先鋭化されている『エクス・マキナ』での一場面をもとに考察してみよう。

主人公は先述のようにエヴァに対して毎日チューリングテストを繰り広げるのであるが、あるときエヴァは自分が一方的に質問されることに不満を示し、逆に主人公ケイレブが質問されていくことになる。そのなかで自らの生い立ちを語ることになった彼は、幼いときに両親を事故で失い親戚に預けられて育ったことを告白するに至る。それに対

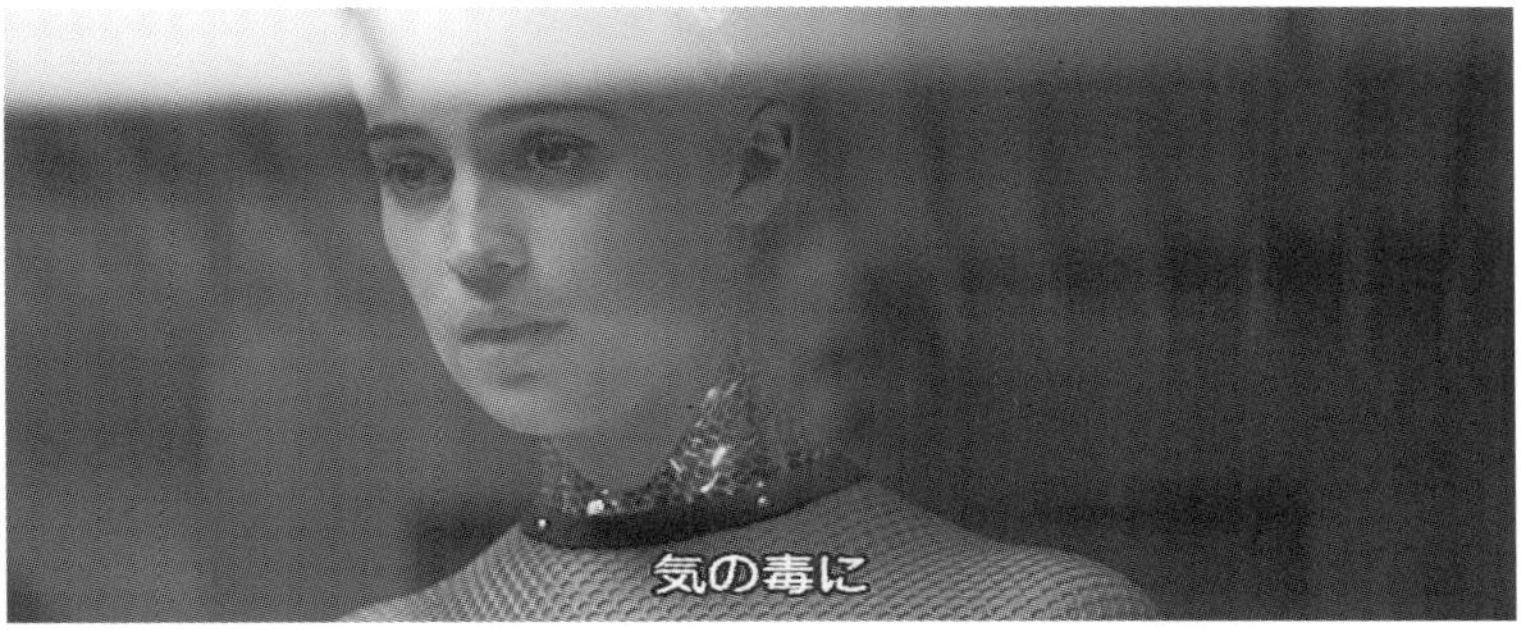

図５－４　憐憫の表情で主人公を見つめるエヴァ（ガーランド 2016）

して、エヴァは「気の毒に（I'm sorry）」とつぶやき、憐憫の情を含んだ表情で主人公をみつめる（図５－４）。

第１節で述べたようにこのような人間特有の表情をもつことがエヴァの特徴であり、この表情とともに発せられた言葉を聞く主人公もわれわれも、彼女が主人公に同情していると思い込むことだろう。しかし、彼女の発した「キノドクニ」という音声は、われわれが用いる「気の毒に」という言葉と本当に同じ意味をもっているのだろうか。というのも、彼女がこの音声を発するときに本当にそのような感情をもっているのかという疑念が拭いきれないからである。もちろん、われわれ人間であっても時にはウソをつくので、本当は同情していなくても、そのような言葉を発することはある。しかしそれは時にはであって、常にではない。それに対して、エヴァはそもそもそのような感情を最初からもっていないのかもしれず、ここには哲学で問われてきた一般的な他我懐疑の眼差しが向けられうる。

そしてこの点は、いわゆる「心の哲学」において問題となってきたことでもある。たとえば、ある心の状態にあるということをある種の機能をもつということとして捉える「機能主義（functionalism）」の立場に立つならば、彼女は実際に主人公に同情しているということができる。というのも、彼女はわれわれであれば気の毒だと思うであろう話をインプットして、同情しているときにわれわれが示す典型的な表情（まゆをしかめて目じりを下げる、等々）や典型的な振る舞い（肩をそっと抱く、「可哀想に」「気の毒に」等と発話する、等々）をアウトプットとして示すからである。この点において、彼女はわれわれが脳を含めた生理学的な神経システムによって実現している心的な機能と同じ機能を機械的なシステムによって実現しており、(7) われわれと同じ機能をもっている、すなわち、同じ心的な状態にあるということができることになるのである。

しかしながら、仮に思考や信念に関してそのような機能主義的な説明を認めてエヴァがわれわれと同じように考えることができる（チューリングテストはクリアできる）と認めるとしても、多くの人はやはり「可哀想に」という感情に関しては別だと言いたくなるのではないだろうか。

この直観をもう少し掘り下げてみよう。われわれが誰かに同情しているときに、われわれは相手の悲しみがどのようなものかをある程度は理解しているように思われる。もちろん、その人とまったく同じ状況に陥ったことがない以上、その個別の悲しみを完全に理解することはできないだろうが、似たような悲しみの経験があれば、そのときに自分が感じたものと似たものを他者がいま感じているであろうと思うことはごく自然なことであろう。しかし、この自然なことがエヴァにはできないように思われる。それは第一に、エヴァは「悲しいとはいかなることか（what it is like to be sad）」ということを自分自身の体験をもとに理解するということができていないように思われるからである。(8) つまり、相手に同情するということが可能であるためには、単に人がどういう状況でどのように悲しみを表すのかという一般的な情報をもつだけでなく（この情報がエヴァに組み込まれているがゆえに、彼女は先述の機能をもつのではあるが）、自分自身に実際に悲しみの感情が現われるという体験が（少なくとも言語の学習段階では）必要なのである。

チャーマーズは〈心〉という概念を、意識的に体験される現象的な側面と行動を生み出すための因果的役割としての心理学的な側面とに区分したが（Chalmers 1996）、この区分に従うならば感情や感覚の経験がもつこのような現象的な意識は、先述のような機能的に捉えられる心理学的な意識とは区別される。そして、エヴァとのコミュニケーションがどれだけうまくいっているように思われても、彼女が上述のような現象的な意識における悲しみを本当に理解しているのかという疑いはどこまでもついて回ることになるように思われる。そしてこの疑念の存在は、今後もわれわれがロボットと心を通わせるための大きなハードルとして立ちはだかっていくことになるだろう。

4 われわれとＡＩはお互いにとって代替不可能な存在となりうるのか

悲しみという感情をエヴァに帰属させる際には、上記のような悲しみの現象的な側面（どのように感じるか）だけでなく、悲しみの志向的な側面（何についてのものか）も問題となる。一般的に感情は、それが何についてのものなのかによって区別することができる。たとえば、恐怖の感情は一般的に何か忌避すべき対象を認知したときに生じる感情であり、恐怖はその忌避すべき対象に向けられている（たとえば、狂犬を怖がっている）ことになる。それに対して、悲しみは自分にとって大切な何かが失われたときに生じる感情であると言われている。したがって、エヴァが悲しみを感じることができるためには、まず自分にとって大切なものをもつことができなければならない。

ここで注意しておくべきなのは、ここでの「大切なもの」とは、単に「自分の生存にとって必要なもの」を意味するのではないという点である。たとえば、私は水がないと生きてはいけないという意味で水は私にとって大切なものではある。しかし私が砂漠で水をこぼしてしまったときに、そこで湧きあがる感情は悲しみとはやはり異なるように思われる（それはむしろ、「落胆」や「絶望」と呼ぶべきものかもしれない）。この意味で、ＡＩにとってエネルギー供給源としてのバッテリーは生存にとって必要であり、それが失われることはＡＩにとって負の評価を引き起こすことになるであろうが、だからといってそれは主人公ケイレブが幼少のころに両親を失って感じた「悲しみ」とは少し意味が異なるように思われる。

おそらく彼が感じた感情は、かけがえのないものが失われるときに感じるものであり、他の何かによって代替できないような特別な何かが失われるときに感じるものである。水やバッテリーはそれと同じ機能を与えるものがあれば、それで埋め合わせることができる。それに対して、ケイレブにとっての両親は同じ機能をもつ（たとえば、自分を養育してくれる〉人間が現われたとしても、そのことによって埋め合わされるものではない。この場合、彼は両親に対して〈その存在が別の何かのために役立つ〉という道具的な価値だけではなく、〈その存在そのものに価値がある〉という内在的な価値を認めていることになる。そしてその場合の悲しみは、〈自分を養育する〉という性質が失われることに対してではなく、そのような性質を担う対象の存在そのものが失われることに対して向けられていることになる。したがって、このような他の何かでは代替できないものをもつことができない限り、それが失われたことに向けられたケイレブの悲しみを理解することはできないように思われる。

以上の考察から、われわれの問いは「AIが相手を代替不可能なものとしてみなすことができるのか」という問題に行き着くことになる。実際『エクス・マキナ』のラストでは、エヴァと共に逃げようとしていたケイレブに対して、エヴァは彼を置き去りにして逃げ出し、彼女がケイレブを自分の脱出を手助けするための単なる道具としてしかみていなかったことが示唆されて終わる。つまり、エヴァは他ならぬ彼を愛していたのではなく、脱出を助けてくれる何者かを愛していた（必要としていた）にすぎなかったのである。このような道具的な価値を超えて相手を代替不可能な内在的な価値をもったものとみなせるかどうかという点は、AIとの恋愛可能性という問題におけるAI側に課せられたもう一つの高いハードルであるように思われる。

そしてもしも恋愛関係が相互関係だとするならば、この点は逆方向からも問題となりうる。すなわち、人間の側がAIを代替不可能なものとしてみなすことができるのか、という問題である。そしてこちらの論点に関しては、先述の『ブレードランナー２０４９』に極めて印象的な一場面がある。ホログラフとして現われていた恋人AIのジョイは、この映画の途中でメモリーを壊され、消滅させられる（これを彼女の死と呼ぶことができるかどうかは、それ自体哲学的な問題である）。そして悲しみに沈んだ主人公Kは、その後に街中でジョイと同じタイプの製品のホログラフ広告に出会い、ジョイと同じ姿形をした立体ホログラフのAIに話しかけられ、複雑な表情を見せる。そしておそらくこの表情は、ジョイが量産される製品のうちの一つにすぎなかったことを彼が悟ったことを示している。(9)

われわれ人間は肉体の死と精神の死とが同時である（と通常は思われている）がゆえに、観察可能な肉体の死とともに、かけがえのない他者の喪失を知ることになる。それに対して、これまで論じてきたようにＡＩは物理的なハード（彼らにとっての肉体）に原理的に縛られることのない存在であるがゆえに、いくらでも複製することができ、その存在はいくらでもコピーが可能であるように思われる。もちろん、主人公と過ごした時間の記憶を共有しているという点においてそのＡＩは同じタイプの製品とは異なりうるが、そのようないみでの人格の固有性に関して言えば、一緒に過ごした時間の記憶にあたる情報をコピーすることができれば、まったく同じ状態の対象を再現することができる（しかも原理的には何体でも再生産できる）。

ここには、性質の束として存在する属性的な存在者と、性質の変化を通じて変わることのない実体的な存在者とのあいだの根本的な違いが示されているように思われる。もしも、恋愛の対象として前者を求めるだけなのであれば、人間がＡＩを恋愛の対象とすることはそれほど難しいことではないだろう。しかしながら、後者を求めるときに、われわれはやはり心のどこかでその対象が代替可能なものにすぎないのではないかという疑念にさいなまれ続けることになる。人間からＡＩへの恋愛可能性は、最終的にこのハードルを越えることができるかどうかにかかってくるように思われる(10)。

注

（1）ロボットやＡＩを巡る倫理的な問題を扱う分野は、「ロボット倫理学（roboethics, robot ethics）」という名前で定着しつつある。Lin 2011 をはじめとして近年では続々と新たな論文集が刊行されており、日本でも優れたガイドとなる久木田 2017 が出版されたので、今後この分野の議論が本格化していくことが期待される。

（2）ここで「恋愛」という語で念頭に置いているのは、愛のうちで「ロマンティックラブ（romantic love）」と呼ばれるものであり、本章での愛の議論は（いくつかの箇所を除いて）基本的にはこの意味での恋愛に限定して行われている。このような愛の区分に関しては、伊集院 2018 を参照。

（3）この点に、ロボットに関するジェンダー的な問題をみてとることもできる。たとえば、女性型の掃除ロボットを描いた人工知能学会の雑誌の表紙が女性と隷属的な家庭労働とを結びつけるバイアスを助長しているという批判を呼んだが（詳しい経緯については大澤 2015 を参照）、同様の批判はこれらの映画に対しても向けられるかもしれない。さらにいえば、生殖を通じた繁殖を行う生物とは異なる仕方で「誕生」するロボットにそもそも性がありうるのか、あるいは必要なのか、といった点は優れて哲学的な問題でもある。

（4）さらにこのような身体がリアルなものかどうかという点で、二次元アニメや恋愛ゲームのキャラクターへの愛と人形に対する愛を区別できるかもしれない。映画『ラースとその彼女』は後者の愛を扱った代表作であり、そこで描かれるのは人間の側からの一方的な愛であるが、『エクス・マキナ』は双方向的な恋愛の可能性（後述するようにそれは幻想にすぎなかったことになるのだが）を垣間見せている。このような身体をもつロボットを性愛の対象とすることに対する倫理的な問題については、Danaher and McArthur 2017 を参照。また西條 2013 は、この問題についての優れた見取り図を与えてくれている。

（5）ただし、ここで身体を提供する女性が実は人間ではなくてレプリカントだったことが後に判明するという点で、『ブレードランナー２０４９』における身体性の問題は『her』以上に複雑な階層構造をもっている。

（6）この点に関して、以前授業のなかでロボットとの恋愛に何か問題があるかを学生に考えてもらったところ、種の保存という観点から問題があると答える学生が少なからず存在した。しかし、そのロジックを同性愛（homosexuality）に当てはめた場合にどうなるのかと聞き返してみたところ、彼らはかなり頭を悩ませ、意見を変える学生も出てきた。

（7）ただし『エクス・マキナ』のなかでエヴァのハードウェアは、通常のＡＩのようなシリコンチップではなく、脳の形を模したジェル状の「ウェット（流動）ウェア」と説明されていた。本章では機械の定義をハードの側にではなく、ソフトとしてのアルゴリズムの側に置いて考察しているので、エヴァもプログラムで動いている以上は機械とみなしている。しかしもしも「機械」の定義を有機物ではなく、無機物であるという点に置くのであれば、エヴァを機械と呼んでよいのかどうかは微妙な問題となる。この点に関して McGinn 1999 は機械の定義を「人工物」とする可能性を提示しており、われわれは脳を人工的に造りだすということが想定可能である以上、このいみでの「機械」は当然意識をもちうることになるという点を指摘している。

（8）この「～とはいかなることか（what is it like）」という経験の現象的側面は、現代哲学ではしばしば「現象的性格（phenomenal character）」と呼ばれており、本章の議論は情動の言語の理解には、経験の現象的性格が必要だという前提に立っている。しかし、この前提そのものを疑うことはもちろん可能である（情動を巡るこの点についての論争は、戸田山 2016 の第一部に詳しいので参照されたい。同書は本書のコンセプトと同様に、（恐怖）映画を哲学的に考察する優れた実践にもなっている）。

（9）そしてこの映画では、主人公Ｋそのものがレプリカントであるという点で彼のこの表情は自己反射的かつ重層的な意味をもっている。

（10）本章の執筆にあたって、注6で言及したように千葉大学で行ったロボット倫理学の講義での受講学生とのやりとりを大いに参考にさせていただいた。また、第3節の悲しみの現象的側面の問題、第4節のＡＩの代替可能性の問題に関してはそれぞれ千葉大学の河西愛沙さん、大山和基さんとの議論に触発された部分が大きい。この場を借りて、彼ら彼女らに感謝の意を述べさせていただきたい。

参考文献

Anapol D. M. (1997) *Polyamory: The New Love Without Limits: Secrets of Sustainable Intimate Relationships*, IntiNet Resource Center.（アナポール、D.（2004）、『ポリアモリー——恋愛革命』堀千恵子訳、河出書房新社）

Chalmers, D. J. (1996) *The Conscious Mind: In Search of a Fundamental Theory*, Oxford University Press.（チャーマーズ、D. J.（2001）『意識する心——脳と精神の根本理論を求めて』林一訳、白揚社）

Lin, P. (Eds.) (2011) *Robot Ethics: The Ethical and Social Implications of Robotics*, MIT Press.

McGinn, C. (1999) *The Mysterious Flame: Conscious Mind in a Material World*, Basic Books.（マッギン、C.（2001）『意識の〈神秘〉は解明できるか』石川幹人・五十嵐靖博訳、青土社）

Sparrow, R. (2002) "The march of the robot dogs", *Ethics and Information Technology*, Vol. 4, 305-318.

伊集院利明（2018）『愛の哲学的構成』晃洋書房

大澤博隆（2015）「年表紙更新にあたって——前年の「表紙問題」のまとめとこれから」『人工知能学会誌』第三〇巻第一号、pp. 2-6

ガーランド、A.（2016）『エクス・マキナ（*Ex Machina*）』（ＤＶＤ）ＮＢＣユニバーサル・エンターテイメントジャパン

久木田水生・神崎宣次・佐々木拓（編著）（2017）『ロボットからの倫理学入門』名古屋大学出版会

西條玲奈（2013）「性愛の対象としてのロボットをめぐる社会状況と倫理的懸念」『社会と倫理』第二八号、pp. 37-49

ジョーンズ、S.（2014）『her／世界でひとつの彼女（*Her*）』（ＤＶＤ）ワーナー・ブラザーズ・ホームエンターテイメント

戸田山和久（2016）『恐怖の哲学』ＮＨＫ出版

＊付記：本書の執筆にあたっては、ＪＳＰＳ科研費JP17K02160、及び、千葉大学平成三〇年度研究費獲得促進プログラム（特定分野調査・支援型／ＡＩ研究）の助成を受けた。

間奏

生命環境倫理学とは何か

――生命圏と技術圏

横地徳広

1　生命環境倫理学とエートス

エートスの原義を「住まう」ことと説明したのはマルティン・ハイデガーだが（Heidegger 1949, 48）、彼は「倫理学（Ethik）」のことを「エートスの学知（epistēmē ēthikē）」と訳し、その原義を強調していた(1)。この観点から考えれば、人びとが暮らす場所のエートスは土地柄、習俗となり、その場所に暮らす人びとのエートスは土地なりの気質、人柄になる。こうして命あるわれわれ人間や動植物が地球のさまざまな環境に住まい、エートスを形成していくことへの学的問いは、この意味でそもそも生命環境倫理学である(2)。生命倫理学や環境倫理学は、そうした生命環境倫理学の地平に立っている。

「生態学」と訳される〝eco-logy〟も、実は〝eco〟が古代ギリシア語の〝oikos（家）〟に由来し、つまり、人間をふくむ生物が住まう環境をみずからの家とする意味がこめられ、だから、アリストテレス学者の今道友信は〝eco〟を「生圏」と訳していた(3)。生命環境倫理学にとって重要なのは、その住まい方がどう特徴づけられるか、この点である。

もちろん地球は「人工物」ではなく、「地球科学」で解き明かされているように多様な「自然物」の集合体であり（上田・水谷編 1978）、その表層は「水圏（hydrosphere）」、「大気圏（atmosphere）」、「岩石圏（lithosphere）」から成り立っている。また、地理学者エデュアート・ズュスは「生命が生息する地表の場所」を「生物圏（biosphere: 生命圏）」と呼び[4]、これは生態系と非生物系の相互作用で成り立つ環境システムを指す（上田・水谷編 1978）。

しかし、「地球システム科学」で論じられる生物圏に人類は「技術圏（technosphere）」を広げてきたから（今道 1990, 19）、もはや地球は単なる自然物と言えない。ただし、動物は今でも環境に拘束されながら、固有の「生息圏（habitat）」のなかに生きている[5]。"habit"は、人間の観点から見れば、地球上のある地域に「居住する」という意味だが、とはいえ、われわれ人間は居住環境を思考で超越しつつ、同時に生物圏と技術圏が複合した世界に内在している。しかも、この複合世界には地球型環境を備えた宇宙船や地球外惑星もふくまれ、人間が宇宙に行く場合には技術圏が際立つことになる。

それだけではない。映画の虚構世界とそこに住まう登場人物たちも人間的想像力が産み出した存在であるかぎり、たいていはわれわれが知る現実の変容態である。私たち人間は映画鑑賞を通じてその虚構世界に住まうこともある[6]。これが現実から虚構への方向だとすれば、虚構から現実への方向もある。たとえばスタンリー・キューブリック監督の『２００１年宇宙の旅（*2001: A Space Odyssey*）』（キューブリック 2014）は一九六八年の映画だが、この作品に登場した「タブレット・コンピュータ」はわれわれの現実ですでにありふれた製品となっている。

だから、われわれが生きる世界は、現実の生命圏に技術圏が融合し、しかも、その想像的変容である虚構世界がそれに織りあわされうる複合世界である。以下、生命圏を「バイオテクノロジー（biotechnology）」の観点から、技術圏を「サイバネティクス（cybernetics）」の観点から説明し、『映画で考える生命環境倫理学』の各論考にかかわる圏域を確かめる。このとき、バイオテクノロジーやサイバネティクスが人間の身体という内部環境にどういう影響を与え、自然世界という外部環境に広がる生物圏と技術圏をどう変えてきたか、あるいは、外部環境の変化が人間の内部環境にどのような影響を与えてきたか、この連続性も確認する。

2　生命圏とバイオテクノロジー――『ブレードランナー』を手がかりに

地球の自然世界には生物圏が広がり、科学技術の発達と共に変化する技術圏がそこに重なり合って広がる。人間はこうして重層的な圏域を「公共圏」ならびに「社会圏」、あるいは「私的」な「生活圏」とし、そこに住まうが、人間生活が技術圏の変化に相即しているのは、「環境は関係を変容するから」であった（今道 1990, 34）。マーシャル・マクルーハンはメディア史と社会史の観点から『グーテンベルクの銀河系――活字人間の形成』の「前書き」ですでにこう述べていた。

どんな技術も新しい人間環境を創造する傾向がある。文字とパピルスはわれわれが古代世界の諸帝国と結びつけて考える社会環境を創造した。馬のあぶみと車輪は広大な範囲にわたる独自の環境を創造した。技術環境は人びとを入れる受動的な容器だが、それでだけでなく、人びとや他の技術を等しく再形成する能動的なプロセスでもある。（McLuhan 1962, 1, 邦訳 i: ただし訳文は引用者による）

ここには、本書が『映画で考える生命環境倫理学』というタイトルをもつ理由の一つがある。というのも、生命圏と技術圏が複雑に交錯する現実世界のなかに私たち人間がその世界と相互制約的に住まう仕方が問われているからである。しかも、「映画で考える」という形容のとおり、このように錯綜した現実世界を素材に想像された虚構世界にそくして生命環境倫理学の諸テーマが吟味される。

虚実のあいだを往来しながら哲学することは、遡れば、アリストテレスが人間に可能な「善き行為（eupraxis）」

を問うた『ニコマコス倫理学』（*EN*. I-6, 1096a34）と、戯曲で行為の「模倣（mimēsis）」を行う仕方を問うた『詩学』（*Poetica*, chap. II）のあいだで、より優れた人間がなぜ悲劇の主人公となるのか、その意味を考えることに似ているかもしれない。

たとえばリドリー・スコット監督の映画『ブレードランナー（*Blade Runner*）』（スコット2007）は一九八二年の作品だが、「サイバーパンク（Cyber Punk）」の原風景と言われる古典である。「臓器工場」で「遺伝子エンジニア」に「生産」された人造人間「レプリカント」とこれを追う主人公が、猥雑と虚無の入り交じる都市にまぎれて暮らす架空の二〇一九年を描き出していた。

しかし現実を見れば、原生人類が誕生して一〇万年から二〇万年、人間的身心の進化史的な環境適応は数千世代にわたって行われつづけており、動物学者コンラート・ローレンツはその論考「現代生物学に照らされたカントのアプリオリ論」においてそうした身心の現行構造を「人間的アプリオリ」と呼ぶ（Lorenz 1941, 100, cf. 97-105; エヴァンズ1979, 231, cf. 228-236）。こうして構造的に保持された人間的遺伝は、地球に住まうどの個体でも人類の同種性を維持する範囲で反復される〈進化史的アプリオリ〉であった。(7) あえて強く言えば、こうした〈進化史的アプリオリ〉の損壊は人類存続の危機となりうる。なぜなら、こうした損壊の悪影響は一〇〇年単位でしか判明しえず、たとえば〈進化史的アプリオリ〉の損壊に起因する「パンデミック（感染爆発）」が起きたあと、その損壊とパンデミックに対処しようにも、すでに手遅れだからである。(8)

SF映画で少なからず描かれてきたのは、そうして「遺伝子改造」（cf. 金森2005）を被った人間、人造人間、動植物がその運命に翻弄される悲劇的世界であった。

3 技術圏とサイバネティクス――『攻殻機動隊』を手がかりに

ウィリアム・ギブソンはサイバーパンク運動を牽引したＳＦ小説『ニューロマンサー（*Neuromancer*）』（一九八四年）を執筆するさなか、映画『ブレードランナー』を観たという。押井守監督作品『GHOST IN THE SHELL／攻殻機動隊』（一九九五年）（押井 2009）で描き出された架空の二〇二九年世界では街並みが『ブレードランナー』的だったけれど、しかし、内容はむしろその『ニューロマンサー』に近しい。

『ニューロマンサー』の虚構世界に広がっていたのは、それなりにノーバート・ウィーナーのサイバネティクスやクロード・シャノンの「情報理論」にもとづくヴァーチャル・リアリティの技術圏である。サイバネティクスとは、「フィードバック」方式で生体と機械の「通信」と「制御」を可能にする総合科学技術のことである。語源を見れば、「船の舵をとるひと」を意味する古代ギリシア語 "kyubernētēs" から作られた言葉であり――「音韻変化」でｋとｃ（cyber の先頭）は入れ替りやすい――、この造語でフィードバックの契機が強調されている（cf. ウィーナー 2001, 45）。わけても、脳と機械を接続することで身体を離れ、意識だけで住まうと思い込める技術圏は『ニューロマンサー』で「電脳空間（cyber space）」と名づけられた。この電脳空間でハッキングを生業とする人物は作中で「カウボーイ」と呼ばれ、主人公「ケイス」もその一人である。「戦時中のソ連製真菌毒」で「神経系に損傷」を受け、電脳空間に接続できなくなったケイスの自暴自棄を見ると、ギブソンが考える電脳空間のイメージがわかりやすい。こうある。

> 損傷は微小で微妙。それでいて完璧な効果を発揮した。
> 電脳空間で、肉体を離れた歓喜のために生きてきたケイスにとって、これは楽園放逐だった。それまで腕っこきカウボーイとして出入りしていたバーでは、エリートは、ゆったりと肉体を見下ろす風があった。体など人肉なのだ。ケイスは、おのれの肉体という牢獄に堕ちたのだ。（ギブソン 1986, 17）

オルフェウス教からプラトンへの系譜では、「肉体（sōma）は魂の墓場（sēma）だ」と言われた[9]。電脳空間に耽溺するケイスは、俗な言い方をすれば、「プラトニック・ジャンキー」であった[10]。

映画『マトリックス』三部作（一九九九年、二〇〇三年）（ウォシャウスキー姉妹 2007）は、『ニューロマンサー』的電脳空間の究極態とも言えるが、それよりも私たちが住まう現実に近しい形で『ニューロマンサー』的世界観を受け継ぐSF作品が『攻殻機動隊』であった。たとえば自分の義体を延長コードで情報機器に接続する場面は『攻殻機動隊』シリーズでありふれている。

ギルバート・ライルは、その主著『心の概念』（一九四九年）でデカルトの心身二元論を批判し、"Ghost in the machine（機械のなかの霊魂）"という「ドグマ」を指摘した（ライル 1987）。一六四〇年に出版されたルネ・デカルト『省察』からおよそ三五〇年後の『攻殻機動隊』的な現実世界では——身心二元論から心・脳・体の三項図式へ——、情報理論とサイバネティクスによって生体の脳と物理的技術圏が接続可能になる。その虚構的展開がギブソンのサイバーパンク的世界観であった。しかし、われわれの現代世界で流通する「ノイマン型コンピュータ」を開発したジョン・フォン・ノイマンさえ、その遺著『計算機と脳』（一九五六年）にあって人間的「オートマトン」の「並列的」な「計算」を「直列的」な計算に変換するアルゴリズムの探究は途上にあると述べ（cf. フォン・ノイマン 2011, 15f. 渡辺 2017, 終章）、だからこそ（?）、むしろSF作品において「攻殻のなかの霊魂（Ghost in the shell）」がむしろ形而上学的な存在としてクローズアップされている。攻殻は、「ブレイン・マシン・インターフェース（BMI）」内蔵の機械的義体を指し（cf. 美馬 2010, 145）、人間的意識と電脳空間の媒介を行いえた。われわれの現実にあってウィーナーは、一九六四年に公刊した『神とゴーレム㈱——サイバネティクスが宗教に侵入する論点への注釈』という奇妙な本でそのインターフェースを論じている。

ある男性が片手を手首から失ったとしよう。彼が失った筋肉は主に手の指を開いたり閉じたりするために機能するわずかな部位であり、腕や指を正常に動かす筋肉の大部分はまだ前腕の切り口までは無傷である。この大部分が収縮すると、腕や指を動かすことはないが、活動電位として知られる電気的効果を生み出す。この活動電位は〔手首の切断面で〕適当な電極で検出可能であり、トランジスター回路で増幅し結合できる。こうした活動電位を作れば、モーターを通じて義手の動きを制御しうる。（Wiener 1964, 74）

切断面の「生体信号」をオン／オフの二進法に変換して機械的義手を動かすという想定である[11]。二〇一〇年の美馬『脳のエシックス』では「考えるだけで操作できる機械」がＢＭＩで目指されていたが（美馬 2010, 145）、ウィーナーの場合、切断面の生体信号だけで義手を動かせる、いわば「ボディ・マシン・インターフェース（Body-Machine Interface）」が想定されていたことになる。どちらが高度なインターフェースなのだろうか。

4　生命圏と技術圏の融合——サイバーパンクを怖がる？

『攻殻機動隊』シリーズではたびたび登場するが、義体が「マルウェア」に感染し機能不全を起こす場面がある。技術圏ではマルウェアが比喩的に「ウィルス」と呼ばれているかぎり、その感染爆発は「サイバー・パンデミック」という名前がふさわしいようにも思える。

私たちが生きる現実をふりかえっても、「ＩｏＴ（Internet of Things）」で拡大したインターネット技術圏のサイバー・パンデミックだけでなく、ＩＴ機器とＢＭＩで接続された機械的人工組織をもつ生体に対してさえ、サイバー・パンデミックの広がりを想定しなければならない。たとえば「人工内耳」にかんしては、「マイクロフォンから聴覚神経に電気信号を伝える部分のソフトウェアの変更（アップデート）に伴う不快さ」が指摘されているが（美馬 2010, 146）、このアップデートが、不用意にも WiFi 経由で行われる場合、人工内耳という機器もサイバー・パンデミックの被害を受けうる。こうした現実的可能性への恐怖は、とはいえ、観客がＳＦホラー映画の「スライム」を怖がる仕組みと異なり（Walton 1978）、『攻殻機動隊』的な現実世界に生きる私たちに抱かれるものである。

観客がSF映画に夢中になれることは、その映画が優れている証である。とはいえ、バイオテクノロジーやサイバネティクスの現実に知性的な眼差しをむけず、『ブレードランナー』や『攻殻機動隊』の虚構的イメージだけに目を奪われ、バイオテクノロジーやサイバネティクスにまつわる「テクノ・パンデミック」が現実世界で人間を襲う可能性からわれわれの視線が逸れること。こうした〈見〉にまつわる混乱と混同が、人間にとってもっとも怖いことではないだろうか……。

もちろん、この怖さを裏側から教えてくれるのも映画である。この意味で「映画で考える生命環境倫理学」は現代における「仮象の論理学」（イマニュエル・カント『純粋理性批判』）と言いうるのかもしれない。

注

（1）Heidegger 1995, 1. ただし、"hē ēthikē" の由来が "ēthos" だという指摘は、アリストテレスも受け入れた語源俗解の一種である。

（2）生命環境倫理学のスタイルは松田 2005 を参照。

（3）今道 1990, 3, 18. 生圏には「生活圏」、「生息圏」の意味が込められている。

（4）ズュスが一八九九年に提出した概念（ラブロック 2003, 56）。

（5）この内実は、たとえばユクスキュル 2005 を参照。

（6）横地 2019 で論じたことがある。

（7）「アダムはさまざまな動物を傍に呼んで、それぞれに名前をつけた」（ソシュール手稿）という考え方を丸山圭三郎は「言語名称目録観」と呼んだが（丸山 1981, 116f.）、本章では「ホモ・サピエンス」のことを、そうした「言語名称目録観」的思考にもとづく「単一種」として考えず、「科学の解釈学」（野家啓一）的に「ホモ属」各種の概念的グラデーションのなかでホモ・サピエンス概念がもっとも濃い存在とみなす（河合 2010,「はじめに」, 227-229, 272-275）。こうした進化人類学的知見については信太光郎氏からご教示を受けた。〈進化史的アプリオリ〉については、横地 2018, 258f. を参照。

（8）パンデミックにかんしては、ケック 2017 を参照。ただし、政治ビジネスの観点からの読解も必要な書であろう。

（9）Plato, *Gorgias*, 493A, cf. *Cratylus*, 400C, *Phaido*, 62B, 82E.
（10）ただし「プラトニック」の意味は、図書館や書店の検索で示されるとおり、多様である。
（11）類似例として、横井 2007 を参照。

参考文献

Heidegger, M.（1949）*Über den Humanismus*, V. Klostermann.
Heidegger, M.（1995）*Logik. Die Frage nach der Wahrheit*, GA19, V. Klostermann.
McLuhan, M.（1962）*The Gutenberg Galaxy: The Making of Typographic Man*, University of Toronto Press.（マクルーハン，M.（1986）『グーテンベルクの銀河系――活字人間の形成』森常治訳、みすず書房）
Lorenz, K.（1941）"Kant's Lehre vom Apriorischen im Lichte gegenwärtiger Biologie", *Blätter für Deutsche Philosophie*, Vol. 15.
Walton, K. L.（1978）"Fearing Fiction", *Journal of Philosophy*, Vol. 75, No. 1.
Wiener, N.（1964）*God & Golem, Inc.: A Comment on Certain Points where Cybernetics Impinges on Religion*, MIT Press.
今道友信（1990）『エコエティカ』講談社学術文庫
ウィーナー、N.（2011）『サイバネティックス――動物と機械における制御と通信』戸田巌訳、岩波文庫
上田誠也・水谷仁編（1978）『岩波講座地球科学　地球』岩波書店
ウォシャウスキー姉妹（2007）『マトリックス　コンプリート・トリロジー（*Complete Matrix Trilogy*）』（ＤＶＤ）ワーナー・ホーム・ビデオ
エヴァンズ、R. I.（1979）「現代生物学の立場から見たカントのアプリオリ論」『ローレンツの思想』日高敏文訳、思索社
押井守（2009）『GHOST IN THE SHELL／攻殻機動隊』（ＤＶＤ）講談社、バンダイビジュアル
金森修（2005）『遺伝子改造』勁草書房
河合信和（2010）『ヒトの進化 七〇〇万年史』ちくま新書
ギブソン、W.（1986）『ニューロマンサー』黒丸尚訳、ハヤカワ文庫
キューブリック、S.（2014）『２００１年宇宙の旅（*2001: A Space Odyssey*）』（ＤＶＤ）ワーナー・ホーム・ビデオ
ケック、F.（2017）『流感世界――パンデミックは神話か？』小林徹訳、水声社
スコット、R.（2007）『ブレードランナー（*Blade Runner*）　クロニクル』（ＤＶＤ）ワーナー・ホーム・ビデオ

フォン・ノイマン、J.（2011）『計算機と脳』柴田裕之訳、ちくま学芸文庫
松田純（2005）『遺伝子技術の進展と人間の未来――ドイツ生命環境倫理学に学ぶ』知泉書館
丸山圭三郎（1981）『ソシュールの思想』岩波書店
美馬達哉（2010）『脳のエシックス――脳神経倫理学入門』人文書院
ユクスキュル、J. v.（2005）『生物から見た世界』日高敏隆・羽田節子訳、岩波文庫
横井浩史（2007）「個性適応型情報処理を用いたロボットハンドの制御」「脳を活かす」研究会編『ブレイン・マシン・インタフェース――脳と機械をつなぐ』オーム社
横地徳広（2018）「映画『ブレードランナー』の生命倫理学――虚実のあいだで詭弁を見定める」『フィルカル』第三巻第一号、ミュー
横地徳広（2019）「ハイデガーとウォルトン――虚実複合の世界が私に開かれる仕方」弘前大学人文社会科学部編『人文社会科学論叢』第六号
ライル、G.（1987）『心の概念』坂本百大・井上治子・服部裕幸訳、みすず書房
ラブロック、J.（2003）『ガイア――地球は生きている』竹田悦子訳、産調出版
渡辺正峰（2017）『脳の意識 機械の意識――脳神経科学の挑戦』中公新書

第6章

「手」が創設する倫理

——『この世界の片隅に』から考える人間と環境の関わり

佐藤香織

はじめに

アニメーション映画『この世界の片隅に』（片渕須直監督、二〇一六年。以下、『片隅』と略記する）[1]は、第二次世界大戦中の広島県広島市、そしてとりわけ呉市における一般家庭の日常生活を中心に描く作品である。その主題は、家事労働を通じた戦中の家族と共同体のあり方、戦況の進展や終戦に伴う生活の変化、原爆についての諸問題に及ぶ。同時にこの作品は、主体と居場所の結びつきに関する主人公の問いを通じて、人間が環境のうちに住まい、環境へと働きかけるしかたを描き出す。戦争による住環境への影響と連動して生じるさまざまな状況の変化に応じて、主人公は以下の問いを意識する。

自分がここにいて良いのか。

「環境」がそもそも「私」をとりまく事物や人々のすべてを含むものであり、そして「私」の住まう「場所」[2]である以上、この問いは、環境倫理学における数々の問いとその解決の方法、そして人間に対して要請される諸規範の前提に関わりつつ、この前提を明確にするという性格を持つ。このような観点から、本章では『片隅』を手掛かりに、人間が自らの居場所との関わりを結んでいく過程を分析する。

まず、作中において「手」[(3)]が主体と自らの住まう場所との架橋として描かれていることに着目しよう。「手」はさまざまな営みを通じて、主体が環境との関係に入ることを可能にする。その際、「手」を通じて何かに「触れる」という経験の原型が構成される。そして、何かを自分のものとして使い、それを使って働くといった営みによって主体と諸事物との関わりが有意味な出来事となる。さらに、「手」は事物との関わりのみではなく、他者との関わりをも創設する。「手」が設立するこうした事物や他者との架橋の経験のうちに、「私の居場所」の自明性の問いただし、つまり他者ではなく自分がここにいて良いのかという問いが生じうる。こうした文脈において、居場所とは、共同体を形成する「われわれ」にとって住みやすい場所であるというよりもむしろ、自らがそのまま留まり続けることができないかもしれない場所である。そして、「私の居場所」の問いただしこそが、主体を何らかの行為――他者の居場所を気遣う行為――へと向かわせうる。

以下においてはこの映画の分析を通して、日常生活における「居場所」を起点とした人間と環境の基礎的な関わりを考察し、住まう主体としての「私」のあり方を明確にしていきたい。

1 「手」を通じた環境との関わり

「手」と諸事物

「私」は身体として環境に住まい、身体を通じて「私」をとりまく諸事物と関わる。この関わりにおいて、「手」は単に身体の一部であるだけではなく、この関係の始まりを思考するきっかけを与えるものとなる。『片隅』が描写するのは、このような、「手」を通じた環境との関わりである。作品において「手」は日常的思考に伴う身体の運動として現れ、この運動は「触れること」にまつわるさまざまな経験の原型となる。
幼年期の主人公すずは、おつかい[4]に出かける時に船の中でひとりお金を数え、お小遣いで何を買おうかと指さしの動作をしながら思考をめぐらせる（図6－1）。

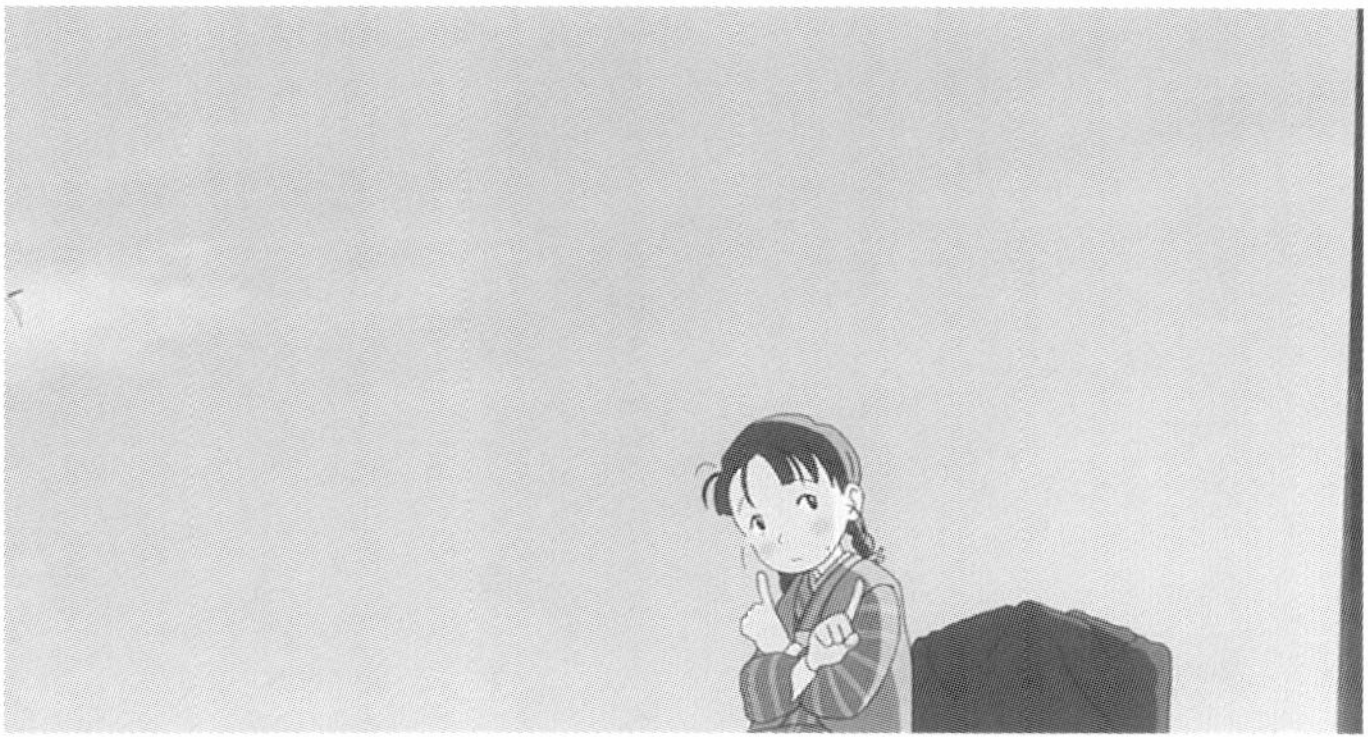

図6－1　指さしの動作をしながら思考をめぐらせる幼年期のすず（片渕 2017）

大人になり結婚したすずは、戦中のわずかな配給品や家の周囲で摘んだ雑草をいかに組み合わせて家族の食事を作ろうかと悩むとき、同じく指さしをする。

裁縫をする時にも、すずは迷いながら指さしの動作を通じて着物の裁ち方を考えていた。

ひとつの目的をどのように達成しようかと考えるとき、すずは自然に指差しの動作をする癖があるようだ。そうした動作は、空間的把握を行う思考に伴う挙動であるように見える。このように見るならば、日々の行動の際に自然に動く「手」は、諸事物を直接に掴むことに先立って、諸事物との関係を何らかのしかたで構成していると言うことができよう。

生活上の目的を達成するための思考と手の動きの間に見られるこのような関係は、日常生活を維持するための労働、そして物を作る行為へと延長される。じっさい『片隅』にはさまざまな家事労働が登場していた。幼いすずは燃料にするためのコクバ（落ち葉）を拾いに出かける。結婚後には、水を汲み、かまどに火をくべることに始まる、料理、掃除、洗濯といったさまざまな家事労働を担う。またこうした労働に加えて彼女の日常生活には、着物をもんぺに仕立てたり、防空壕をつくったりするといった、生産・制作の営みが自然な仕方で組み込まれている。日常生活を可能にする毎日の労働は、主に「手」を通じて行われるわけである。

こうした日常的に行われる労働は、アレントの思索を思い起こさせる。アレントは、消費に関わり日常生活を維持するための営みを「肉体の労働」、つまり「肉体でもって生活上のやむにやまれぬ必要に奉仕する」（Arendt 1960, 77, 邦訳 98）労働とみなして、耐久性と持続性をある程度備えた財の制作に関わる「手の仕事」と区別した。手を動かし、材料を加工し何かを制作することで、人は自らを取り囲むものを作り出す。しかし、アレントによるこの区別は、「肉体の労働」の多くに「手」が関わっていること、そして「手の仕事」が根本において「肉体の労働」に通底していることを排除しない。というのも、「肉体の労働」も「手」による制作も、「私的使用（privaten Gebrauch）に供されるべく一人一人に与えられている」（Arendt 1960, 101, 邦訳 131）点において共通するからである。

すずが手に触れる諸事物、つまり彼女の住まう環境を構成する諸事物は、彼女の手元に存在する道具である。[5]「手」は道具を掴むことで、人間の物への働きかけを可能にする。作るものが家族の夕食という消費財であれ、防空壕という耐久性のある財であれ、道具を用いることで人は自らのために食物を加工し、住みよくするために居場所を整える。「手」はアレントの言う「私的使用」を可能にするものなのだ。労働と制作を通して、主体は一定の場所を公共の場とは区別された私的な場所として囲い込み、その内部に自らに属する諸事物を配置していく。

家と「住まう」こと

消費、使用、制作、所有といった「手」を通じて行われる営みは、「住まい」を起点として可能になる。「住まう」ことは領域を画定すること、すなわち、環境から「内部」たる「住まい」を区別することから成り立っている。ただし、住まうことにおける領域の画定は、単に空間を一定の大きさに区切ることではないということに注意しなければならない。[6] たとえば紙で立方体の模型を作るとき、折り目は線によって囲まれた空間を作り出す――デカルトが『哲学原理』で説明する「内的場所」は物体の大きさと等しい空間である（Descartes 1905, 45, 邦訳 103）――。また、そのように作られた立方体は、他の物体との関係において位置を規定されることが可能である――デカルトの同書においては、「外的場所」として示される（*Ibid.*）――。しかし、このような幾何学的延長としての空間の切り取りに基礎を有するものとして場所を考えるとき、われわれの住まう領域としての場所についての思考は二次的なものとされてしまう。そうした考えは、一様に広がる空間を前提とし、事後的に対象や場を措定する。ところが、経験的な事柄として「住まう」ことを思考することは、このような空間についての思考とは異なる。

さしあたり、「住まう」ことについて家を起点として考えてみよう。「私」は眠り、食べることによって自らを養い、道具やその他の所有物を持ちつづけることができる。これら日常的営みをおこなうための場所が家であり、家は他者が侵犯することのない領域として他の場所から分離される。しかし、家族という例は「住まう」ことが単に孤独を意味しているのではないということをも示す。『片隅』において中心となる舞台は、数人の構成員の生活の場所としての家である。すずたちは、納屋に保管してある家族の生活用品を季節に合わせて出し入れし、家族で食卓を囲む(7)。「住まう」とは、「私」の所有物のみではなく、私が親しんでいる者を外部から分離して守ることなのだ。

その一方で、「内部」を形成する建物としての家と「私」との結びつきは、実のところは偶然的かつ不確かなものである。そもそも主人公のすずにとって、呉市の婚家は「知らん男のよその家」であった。そのことを戦争末期、呉市がひどく空襲の被害を受けていた時期に夫に指摘されてすずは広島市の実家に「帰る」と叫ぶ。夫の姉は建物疎開に伴う取り壊しをきっかけとして呉市の実家に戻ってきた。それをきっかけに同居するようになった義理の姪は知り合いからおさがりの教科書をもらうはずだったのだが、その家が空襲にあい教科書も焼けてしまう(8)。義父の姉夫婦は、家が焼けたときのために最低限の物資を避難させようと所有物を預けていた。海軍に所属しているはずの幼馴染は、普段は船の上で生活している。ふとしたことですずの友人となったリンは、元は浮浪児であり、その後は遊郭住まいとなった。その遊郭ものちに空襲にあって焼失することになる。

家は、平和なときにはずっとそのままであり続けるように見える。しかし、戦争中に起きたさまざまな出来事は、家が実際にはひどく脆く壊れやすく、所有物ごと焼けてしまうものであること、また家がたんなる仮住まいでしかないかもしれないことをあらわにした。家とは自分がずっとそのうちで守られるような不動の建物ではないのである。

活動の条件としての「住まう」こと

それでは、建物としての家が不確かであるにもかかわらず「住まう」ことによって生きる「私」のあり方とはどのようなものか。

アレントのみではなく、レヴィナスもまた人間が私的領域を形成しそのうちで生きるありさまを検討していた。本章で着目するのは、レヴィナスがその際「住まう」という主体のあり方を「集約（recueillement）」として思考することである。「集約」とは、「私」が自分を取り巻く状況に注意を払い、自らに属するものを労働と所有を通じて「環境」から分離する営みを指す。「建物が住まいという意味を獲得するのは、『私』のこの集約から出発する場合に限られる」（Levinas 1961, 164, 邦訳 310）。レヴィナスは「住まう」前提として建物としての家を思考するのではなく、「集約」という「私」のあり方を分析する。

「私」はたとえば山を訪れて新鮮な空気を味わう。このとき味わわれる空気は、「誰に属するのか」を意識されることなく味わわれうる。つまり、新鮮な空気の味わいは対象化されることなく、直接に享受されている。主体の事物との関わりはまずこのような「享受（jouissance）」として現れる。(9) 食事は、単に消費活動であるのではなく、その味わいを享受する営みである。労働もまた身体を動かす楽しみとなりうる。このとき「私」は享受によって満たされ、「生きることの喜び」（Levinas 1961, 154, 邦訳 290）を感じる。

ただし、「私」はただ享受するだけの存在者なのではなく、享受の対象を既に所有可能なものとして意識している。そうして「私」は「享受」から既に引き離されている。元来は誰のものでもなかった土地は「私」によって享受されうるが、誰かの土地として「私」が意識するものでもあり、そして実際に誰かに属する土地である。こうして、「集約」とは、「直接的な享受から離脱した注意の運動」(Levinas 1961, 165, 邦訳 311)として位置付けられる。つまり、誰にも属さないもの——レヴィナスが述べる意味における「享受」の対象——を所有の対象すなわち財とみなすこと、そして実際に労働によって事物を所有することが「住まう」ということの内実となる。「享受」から引き離されるということは、直接に対象を享受するのではなくて、享受する瞬間を先送りする「私」のあり方を示す。このような意味において、「住まう」ことは「私」に固有の出来事として生起する。

「私」は自らを養い、所有や消費をするものとして「住まう」。「住まう」というあり方は「私」を「私」として成り立たせる動的なあり方を示しており、主体性の成立に関わる。このように住まいつつ「所有」する営みに、まさに「手」が関わっていることをレヴィナスは次のように指摘している。

「手」は、「エレメント(élément, 始原的なもの)の未規定的なありかたをつらぬき、予見不能な突発的なできごとを宙吊りにして、そうしたできごとによってすでに脅かされている享受を繰り延べる」(Levinas 1961, 173, 邦訳 328)。すなわち、「手」は、道具を使用するものであるのみではなく、明日のために財を蓄えるためのものでもあるのだ。享受は不安定なものであり、とりわけ食物といった享受の対象は不測の事態においては脅かされうる。『片隅』においても、戦時中の食料の不足は深刻な問題としてあらわれており、炊き上がりを多く見せる米の炊飯法、雑草の調理法、米の代用品などについての描写がある。このような享受の不安定性に対して、将来のために享受可能なものを蓄え保存するという行為は生活に欠かせないものとなる。レヴィナスが「享受の繰り延べ」と述べるのはこうした事態である。「享受の繰り延べ」は「住まいと労働という具体的なことがらの全体として」(Levinas 1961, 179, 邦訳 338)生起する。「住まう」ことの内実とは、このように「手」を介して「享受を繰り延べ」ること、直接的で時間的隔たりを有することのない享受から自らを分離すること、この分離によって活動を可能にすることなのである。

こうして「住まう」ことは、さまざまな経験のうちのひとつとしてではなく経験の条件ないしは「手」を通じた諸々の営みの基礎づけとして捉えられる。この意味において、「手」が象徴しているのは、人間の環境との関わりを可能にする条件なのである。

2 居場所に関する問い

他者と「私」の居場所

既に述べたように、以上のような「住まう」という「私」のあり方についての分析は、建物としての家の確かさではなく、むしろその不確かさを前提としている。『片隅』が描き出すように、予期せぬ出来事によって「私」が家を失い行くあてもなく彷徨うことになる可能性は常にある。このように彷徨うことの可能性に「住まう」ことは立脚している。[10]「住まう」ことは、分離によって私的な領域を設け、その領域から他者を締め出すことのみによって成り立つのではなく、その領域から自分が離脱しうる可能性によっても成り立っているのである。『片隅』におけるすずおよびすずの周囲の人々は、戦争という状況下にあって家の不確かさが露わなものとなるという存在論的事実のうちに生きている。空襲は、すずのような一般の市民にとっては、自然災害と同じくらいに破壊的なしかたでやってきて、家を焼いてしまうのだ。

ところが『片隅』において、家の不確実性は、建物の破壊というよりもむしろ他者との関係のうちで問題化されている。[11]すずの義姉は建物疎開をきっかけに実家に戻ることを決意したが、彼女を決意させたのは、建物疎開それ自体ではなく、彼女の嫁ぎ先の家族との関係の悪化であった。また、すずが自分の居場所についての問いを抱くようになる場面は、以下に述べるように『片隅』の重要な部分を占めているのだが、この場面はまさに他者との関係から「居場所」の問いが生じることを示している。

空襲が呉を脅かすようになってしばらくたった昭和二〇年六月二二日、すずは義姉およびその娘晴美とともに外出する。すずと晴美が二人になったとき、二人は空襲にあう。防空壕から出た直後、時限爆弾によって幼い命とすずの右手は失われる。すずは、偶然にいた場所によって致命傷となる爆撃を逃れ、右手を失いつつも生き延びる。そしてすずの右手を握っていた晴美は命を失ったのだ。

義実家で手当を受けたすずは、自分と晴美の身体の位置が入れ替わっていた場合を想像し、「反対じゃったらよかったのに」と呟く。(12) もしすずのいた場所と晴美のいた場所が逆だったら晴美の命は救われたかもしれないとすずは考えるのである。動転した義姉も事故の直後にすずに厳しくあたるが、たとえ義姉が責めなかったとしても、晴美の不在という事実によってすずは疚しさを覚えただろう。(13) すずは爆発の瞬間を思い返して悔いる。

あの板塀、いくらか板が抜けとったはず。爆風に乗ってあそこへ飛び込めば。あの向こう、あの向こうこそ。

アニメーションにおいて台詞はここで中断されるが、原作ではこのあとに「わたしの居場所だったんだろうか」という独白が続く。この台詞とこの場面の絵のつながりは些か奇妙である。言葉のうえでは、すずは、爆発時に二人とも助かるための逃げ道があったのではないかと考えている。しかし描かれているのは、虹のもと、花畑の中で笑顔を浮かべる晴美、すなわちもはや生きてはいない晴美である。(14) すずが、「私の居場所」はその花畑の中だったのではないか、つまり自分が死ぬべきだったのではないかと問うているかのようである。すずがこのとき念頭に置いていた「私の居場所」は二人ともが生き延びることの可能な場所だったのか、すずが晴美の代わりに旅立つ場所だったのかということに、作中で明確な答えは与えられていない。いずれにせよ、それは「どこにもない」場所であることに変わりはない。過去に遡って爆発の瞬間に「あの板塀の向こう」に逃げることも、すずと晴美が入れ替わることももはやできないのだから。晴美とともにいられる場所も、晴美の代わりに向かう場所も現実にはなく、すずは「わたしの居場所」がどこだったのかを自問しながら、包帯を巻いて義実家の一室に寝ているのだ。

この場面が示しているのは、「私」の居場所の自明性に対する問いが他者を起点として生じるということである。パスカルの一節に、「ここはわたしが日向ぼっこする場所だ。——この言葉に地上のあらゆる簒奪の始まりと縮図がある」(15)というものがある。このパスカルの言葉の意味は、モデルとなったディオゲネスの状況と共に理解されなければならない。ディオゲネスはアレクサンドロス大王が望みのものを尋ねた時に、ただ自分が日陰にならないようにその場をどいてほしいと望んだ（ラエルティオス 1994, 141）。ディオゲネスは、物的欲求を排し、物を持たないことを徳としていた哲学者であるから、この返答もまた無欲の象徴と理解されていたはずである。こうした解釈に対して、パスカルは、「ただ居場所だけを求める」ことが他者の居場所を奪う可能性を意味していることを指摘する。ここで強調しておきたいのは、自分の居場所を肯定する者には、そのように肯定することが他者の居場所の簒奪の可能性となるとは気づかれにくいということである。自分の居場所を問いただすためには、ある気づきが必要である。その気づきは、すずのような経験を通じてのみではなく、日常を問いただす意識のうちでも生じうる。しかし、そうした気づきは誰にでも得られるとは限らないし、またそうした気づきは日常において必ずしも必要ではない。

実際、各人の居場所が他者の居場所を阻害しないかぎり衝突は生じない。知られている逸話の限りでは、大王とディオゲネスとの間に問題は起きなかった。ただし、実際に問題が表面化しなくとも、ある場所に滞在することは潜在的な他者の居場所を奪うことに他ならない。こうした事実を浮き彫りにするのが、他者の死という出来事であった。すずは、晴美の喪失という出来事に直面して、自分が生きていることが晴美の居場所を奪ったことになるのではないか、すなわち自分がここにいて良いのかと問いただしているのだ。

「疚しさ」について

すずは、晴美の死に対して疚しさを感じるが、なぜ疚しさを感じなければならないのかは自分でもわかっていない。周囲の人々は、すずの疚しさの感情を取り除こうとする。さらに人々は口々にすずに向かって「あなたが生きていてよかった」と言う。

ところが「自分が晴美の居場所を奪った」というすずの疚しさは消えない。すずは、家を壊されて出ていかなければならなくなった人を羨むことさえする。[16] すずにとって重要なのは、自分の居場所を保つことよりも、説明しがたい身の置き所のなさに由来する苦しみなのだ。疚しさは合理的説明とは無関係に生じる、偶然的な感情である。それではこの「疚しさ」に倫理的意味を見出すことはできるのか。

すずの疚しさは、自分の知らない誰かの死ではなく、自分にとって親しかった晴美の死に由来していた。「手」は親しい者を外部から分離する役割を果たすということについては、既に確認した（第1節）。すずが失ったのは、他ならぬ自分が手をつないでいた、そして普段からかわいがっていた晴美であった。すずには、そうした親しい者を守ることができなかったという無力感がある。この後悔は「私は別の場所に身を置くことができたはずだ」もしくは「私は別様に行為することができたはずだ」という、過去の可能性についての思考と結びつく。この考えは、「そのようにすべきだった」という後悔となり、自らを行為主体のみならず責任主体としてあらわにしている。[17] すずは、「晴美を助けられなかった」という後悔と、「あなたが生きていてよかった」という周囲からの言葉の間のずれを埋めることができないままでいる。すずは、自分が生き残ったことを「良かった」と言われるたびに「どこがどう良かったんかうちにはさっぱり判らん」と心に思い、自分の疚しさを打ち消すよう強いる現実を「歪んどる」と心のうちで告発するのだ。

すずは、「私」がここにいて良いのかと自らを問いただしながら住まいつづける。この問いは、自分自身の居場所よりも他者の居場所を気遣う問いである。家族に近い関係である晴美の喪失が、この問いを生じさせるきっかけとなったのである。

『片隅』における「右手」の喪失の意味

晴美と手をつなぐ場面において「手」は「住まう」ことを可能にする事物との関わりではなく、対人的な相互関係の象徴として機能している。そして、晴美を守れなかった「疚しさ」と結びついて、失われた右手は亡くなった晴美の記憶を否応無しに呼び起こすものとなる。

しかし、すずは自らの思いを誰かに伝えることはしない。ただ自分が生き残りとなったことで理不尽にも抱いてしまう疚しさについて、出来事の渦中にいるすずはまだ語ることができずにいる。[18] すずは、自分の経験を誰かに伝える代わりに、布団に一人起き上がり、失われた右手を見つめ、右手とともにあった彼女の歴史を七年前まで遡る。[19] 失われた右手は「晴美さんとつないだ右手」であり、「周作さんの寝顔を描いた右手」であり、「ふるさとを描きとめた右手」であった。

もともと、『片隅』においては、絵を描く「手」が自分の関わる諸事物の記憶のよすがとなることがしばしば強調されていた。すずにとって、絵を描くことは日記を書くことに近い役割を果たしており、移ろいゆく瞬間を紙などの上にとどめ、自らの来歴を語る作業であった。小学校を卒業する前、写生の時間にすずは校舎の絵を描いた。同日には同級生の少年のために、彼の佇む海を水彩画にした。嫁いだ日には、結婚式に集まった両家の家族と祝膳を絵葉書にして、祖母と兄に送った。実家の広島市に里帰りしたときには、もう見ることができなくなるかもしれないと、広島県産業奨励館（現在の原爆ドーム）やチンチン電車を描いた。また、婚家の近くから見える海と軍艦を描き、あるいは偶然に知り合った娼館の友人のために平和な時代を彷彿とさせる食べ物の絵を描いた。これらの過去を共有しつつも失われたことによっていまや彼女の身体から分離された右手だけが、彼女の疚しさを告白できる相手となる。それ以降、不在の右手は絶えずすずと共にある。

興味深いのは、たとえば腕がないのに感じられる「痛み」といった幻影肢の症状として不在の右手が経験されるのではないということだ。現象学においては、メルロ＝ポンティによる幻影肢の説明がよく知られている。メルロ＝ポンティは、「腕の幻影肢をもつとは、その腕だけに可能な一切の諸行動に今までどおり開かれてあろうとすることであり、切断以前にもっていた実践的領野をいまもなお保持しようとすること」（Merleau-Ponty 2001, 95, 邦訳 147）であると述べていた。しかし、こうした疾患の説明はすずの場合にはあてはまらない。もし、失われた右手の現前が幻

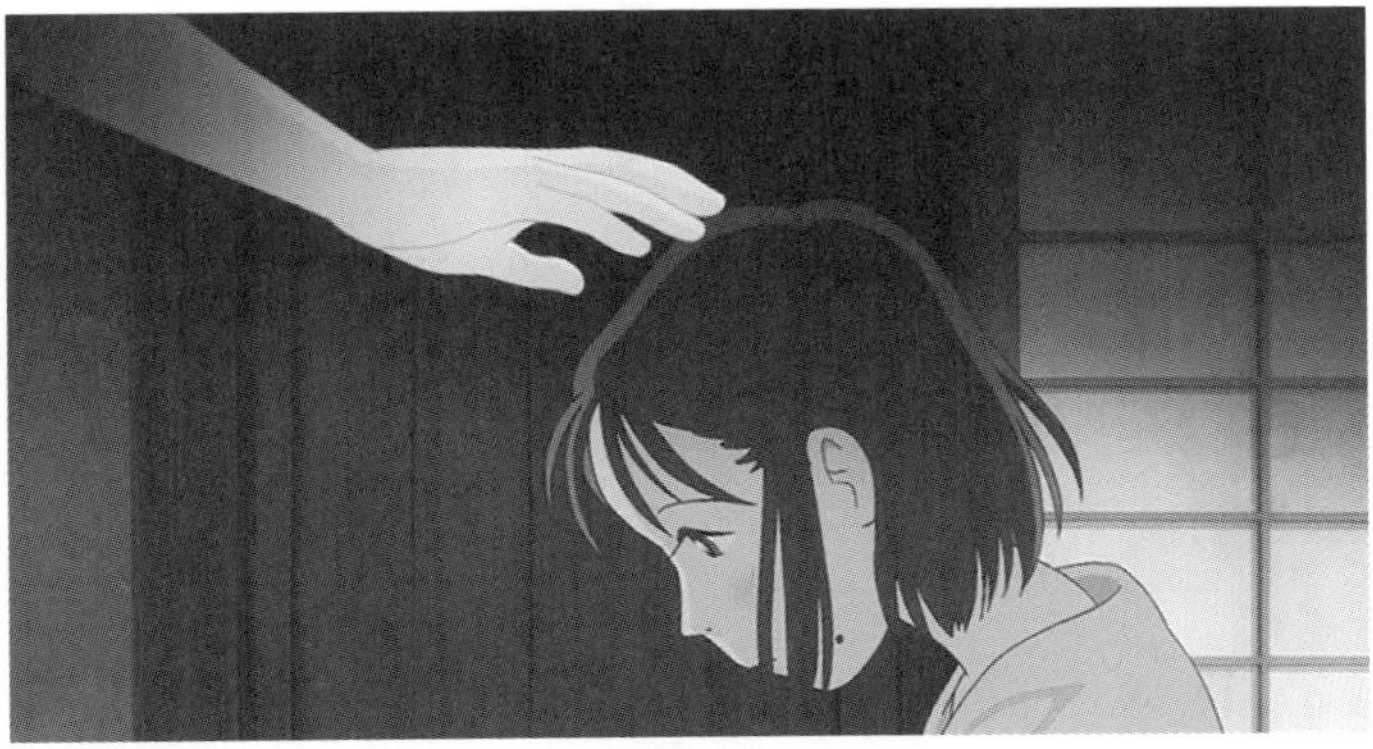

図6－2　不在の右手がやさしくすずの頭を撫でる（片渕 2017）

影肢の症状として説明されるならば、手は失われる前と同じように身体に内在的なものとして経験されなければならないし、すずは右手の喪失以前の行動へと向かわなければならない。しかし、すずは比較的あっさりと右手のない生活に適応するし、「痛み」の詳細な描写はなされない。

そもそもすずの右手は中空に現れ、そして日常生活に関与することがないという点において幻影肢の症状と異なる。義家族とともに食事をする際に不在の右手がやさしく頭を撫でるのをすずは感じ取る[20]（図6－2）。右手は元あった位置からではなく、あたかも現実とは別の世界から到来するかのように、空からすずの頭を撫でる。

また、不在の右手は、既に戦死が報告されている実兄を主人公とした漫画を描き出す。実兄が南の島で逞しく生きている漫画だ。昭和二一年一月、すずが荒れ果てた広島市および枠組みと外壁を残して壊れた広島県産業奨励館を訪れた際には、右手は戦前の景色を鮮やかな色彩でスケッチしていく[21]。原作においては、同郷の幼馴染である水原哲が復員して海を眺める場面において、すずの右手は傷つく以前の軍艦を描き出す[22]。空襲時に失われた口紅を薬指にとって、破壊された遊郭とそこに住んでいた友人の絵を描く[23]。食糧を調達する自分や近所の人のイラストも描く[24]。右手は、「まるで

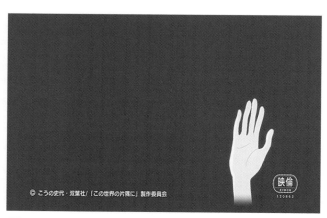

図６－３　エンドロールの一番最後で観客に手を振る右手（片渕 2017）

左手で描いた世界のように」歪んでいる「私」の傍らで、失われた世界を描く。

原作の最終章のすべては、すずの右手が書いた「しあはせの手紙」であり、その末尾は、右手がすずに「時々はかうして思ひ出してお呉れ草々」と述べることで結ばれる。映画においては、クレジットが表示されすべてが終わって暗くなった画面の片隅で、右手が観客に向かって挨拶をするかのように振られる（図６－３）。喪失した右手は、すずから独立して[25]、晴美だけでなく夫の周作や義姉の径子、友人のリンを描き出していた。これらは、すずに親しく関わる人の歴史を証言するものであり、そのうちに含まれる倫理的意味が、すずにとっての希望を示している。

ここで言われる倫理的意味とは、他者がかけがえのないものとしてすずに対して現れることである。これらの他者の現れは、徹底して私的領域――「手」の届く範囲――の内部で生じる出来事である。しかしこの私的領域は、それまではその内部にいなかった他者にも開かれているのだ。終戦後、すずは疚しさを誰にも告げることなく、夫とともに戦争孤児を連れて帰る。孤児は、手の先のないすずの右腕にすがり、すずと夫はためらいなく子供と行動を共にする。すずは手を媒介として孤児を迎え入れるのである。

すずの場合には、右手の喪失の経験が孤児の迎えいれと結びついている。しかし、右手の喪失という個別的な事例に限定されずとも、「手」は他者の迎え入れを可能にする基盤である。「手」は居場所を形づくり、居場所を整えるものであった。一見、居場所とは私的領域であるように見える。しかし、「手」のつくる居場所は私的なものに限定されてはいない。自己の問いただしないしは疚しさの感情を通じて、「私」は私的な場所を他者へと開かれたものとして見出しうる。言い換えれば、自己の問いただしを起点として、「私」は、家族ないしは家族に準じる者とともに住まう、あるいは慣れ親しんだ諸事物とともにある「私の居場所」――たとえその居場所が一時的なシェルターにすぎなくとも――が「私」に特権的に与えられた場所なのではなかったのだということに気づかされる。この問いただしによって、「私」は、他者の居場所を気遣う行為へと向かう契機を与えられ、「手」を通じてそうした行為に携わるのである。

おわりに

最後に、以上の映画分析がいかなる意味で「環境倫理学」と関わりうるのかを簡略に述べよう。本章では、誰にも属することのない環境へと「手」によって働きかける営みによって成立する、私的な領有に関わる「住まうこと」の分析に重点を置いた(26)。ただし、本章の議論は定住の不安定性を基礎的な人間構造と捉える点において、「風土」や「里山」の倫理学と完全に重なることはない。「私の居場所」の問いただしこそが、「他者の居場所」のためになされる何らかの行為を導く動機となりうるという結論に至ったからである。

すずの経験は、右手と他者の喪失が自らの居場所に関する問いを直接的にあらわにするという点で特殊であるが、彼女の問い自体は、われわれが持ちうるものでもある。というのも、既に確認したように、「私」が「ここに住まうこと」は偶然的事実にすぎないのでありつつも、他者がかけがえのないものとして現れることは、例外的事実ではないのだから。「住まうこと」の分析において明らかにしえたのは、「手」によって創設される「私の――われわれの――居場所」の根底に「私の居場所」の問いただしの可能性があること、この問いただしが「他者の居場所」に関する倫理的行為に先立っているということである。このように環境倫理学のいわば前提にあたる部分を確認したところで本章を終えたい。

注

(1) なお、同じ映画に約三〇分のシーンを追加したバージョン『この世界の(さらにいくつもの)片隅に』が二〇一九年に公開予定である(本章執筆時には未公開)。また、二〇一八年八月五日には日本テレビ系で、二〇一八年七月期にはTBS系の「日曜劇場」枠でテレビドラマ化されているが、本章はテレビドラマを扱うことはしない。

(2) 現象学的地理学の代表者であるトゥアンは、「場所」を「経験によって構築される意味の中心」とし、家の中、近隣、都市、地域、国民国家といったさまざまな大きさで捉える(Tuan 1975, 151-161)。また、環境プラグマティズムの論者であるライトは、自然物と人工物を含む、人間の身の回りのものとしての環境倫理を考えるために、「原生自然(wilderness)」ではなく「場所(place)」についての思考を行おうとしている(Light 2010)。

(3) 以下において、環境との身体的な関わりの契機の象徴を表すときには「手」と括弧を用いて表記し、作中の具体的な場面を表す場合と区別する。

(4) アニメーションのみの動作。原作においては、吹き出しで何を買おうかと迷う彼女の思考が表されている(こうの 2008-9, 上巻七頁。以下原作については巻と頁数のみを示す)。

(5) ハイデガーは、事物を有用性から捉え、何か「のために」利用される道具(Heidegger 1967, 68, 邦訳332)、そして「手もとにあるありかた」(Heidegger 1967, 69, 邦訳335)として捉えている。アレントによる事物の分析もこの記述を踏まえている。

(6) ここで詳しく述べることはしないが、ハイデガーは『存在と時間』第一二節において、「その都度私自身それである存在者」を「世界内存在(In-der-Welt-sein)」という構造を持つものとして分析しており、このとき「世界のうちで」ということが空間の「中」における延長であることが否定されるとともに、「住む」「滞在する」ことから「中」の意味が捉えられる(Heidegger 1967, 54, 邦訳270)。

(7) 食事の場面はしばしば登場する。また原作においては睡眠の描写も見ることができる。夕食後の自室で夫婦がただ同じ部屋の中でそれぞれの時間を過ごし、隣り合った布団で眠りにつき、目が覚めたのちに着替えて活動しだすだけの場面が丁寧に描かれている。この場面における会話の描写は省略されている(中巻二七〜二八頁)。

（8）姪の教科書に関するエピソードは原作のみのものである（中巻二二七頁）。

（9）この例における「空気」のような、元来は私財ではなく誰にも属することのない「匿名的なもの」をレヴィナスは「エレメント〈始原的なもの〉」と呼んだ（Levinas 1961, 139, 邦訳261）。「エレメント」の位置する領域、「本質的に〈誰に〉対しても共通の、所有されえない基底あるいは領域」（Levinas 1961, 138, 邦訳258）――大地や海――を、レヴィナスは「環境（milieu）」とみなしている（Levinas 1961, 138, 邦訳258）。とりわけ、私的所有を拒むあり方を起点として「環境」を捉える観点は重要である。なお、前節および本節は、レヴィナスの分析に負うところが大きい。

（10）『全体性と無限』第二部における「住まい」についての分析以前に、レヴィナスは、ハイデガーの講演「住まう、建てる、思索する」（一九五一年、一九五四年に『講演論文集』にて公刊された）を引き合いに出しつつ、その分析が「根付くこと」によって特徴付けられていることを批判していた（Levinas 1975, 24-25, 邦訳 36-38）。レヴィナスはハイデガーに抗して家を選ぶことが「根をもつとはまったく正反対のこと」であると述べつつ「住まい」が「彷徨（errance）」の可能性を前提としていることを指摘する（Levinas 1961, 188, 邦訳355）。

（11）レヴィナスは、「所有それ自体を問いただす〈他者〉」との出会いを考えている（Levinas 1961, 176, 邦訳332）。

（12）アニメーションにおいては、身体の位置が入れ替わっている場合のすずの想像が絵で表現されている。この場面は原作にはないものである。

（13）このときに生じている「疚しさ」の意識については後述する。

（14）原作においては、この花畑と晴美の絵は、すずの失われた右手が描き出したものである（下巻四二頁）。右手の喪失以降、右手は失われた世界を、そして左手は現実の「この世界」を描き出すという役割を担う。このことについては後述する。

（15）レヴィナスは、『存在するとは別の仕方で、あるいは存在の彼方へ』（一九七四年）を書き始める際に、このパスカルの箴言を引用している。

（16）時限爆弾によって右手と晴美を失う直前、すずは、空襲によって焼けた家を見つめる人に会っていた。「あの人、家を壊されてどうしんさったじゃろ。この都市を出て行けたじゃろうか。家を壊してもらえて堂々と出て行けたじゃろうか」と、右手をなくしたすずは独白する。

（17）このような「生き残り」としての「私」の意識を考える手掛かりとして、プリーモ・レーヴィが論じた「罪の意識」を挙げることができるだろう。レーヴィは解放の際に「罪の意識」を感じたと書き残す（レーヴィ 2014, 75）。この「罪の意識」は「恥ずべきことは多くなかった」のに存在する「恥辱感」（*Ibid.*, 79）であり、一人の抵抗運動の闘士の公開絞首刑を前にしたときの、「おそらくおまえもできたはずだ、確かにそうすべきだった」（*Ibid.*, 80）という考えである。

(18) 同じ原作者による映画『夕凪の街　桜の国』において、皆実が人を見殺しにしたことを会社の同僚に告白するのは、原爆投下後一三年（原作では一〇年）経ってからであった（佐々部 2008）。

(19) 原作においては、一〇年前に妹のために砂に母親を描いた記憶まで遡っている（下巻五六～五七頁）。

(20) 原作においては、失われた右手がすずの頭を撫でるのは、終戦を告げるラジオ放送を聞いたすずが道端にしゃがみこみ大粒の涙を流す場面においてである（下巻九六頁）。

(21) この場面はアニメーションのみのものである。

(22) アニメーションにおいては、ただ軍艦が背景に登場する。

(23) この友人白木リンに関するエピソードは、アニメーションでは大幅に省かれているため、この場面もアニメーションでは省略されている（おそらく、二〇一九年の版において描写されると思われる）。

(24) 第四二回の扉絵の右下に小さく右手が描かれ、この扉絵は右手が描いたということが示されている（下巻一一三頁）。

(25) 義姉やリンなどに関するすずの知りえない逸話をも右手は描き出している。

(26) このような歩みに関しては、たとえばベルクの議論を思い起こすことが可能である。ベルクは、生態学的に生存可能な土地と、人間の居住可能な風土を区別して、「居住」の問題から思考された「風土」の枠のなかにおいてのみ、「環境の倫理」と呼ばれるものは倫理的な意味を持ちうると考えた。こうした議論は、今日環境問題として知られている危機を巨視的に——生物圏としての地球全体およびその部分である地域の問題として——捉える議論とは別の、「住まうこと」に根付いた「風土」への視点を提示することを目指している（ベルク 1996, 9）。また、「身近さ」および人が生きる場への着目という観点からは、丸山徳次・宮浦富保編『里山学のすすめ』における「人の暮らしがそこにおいて成り立っていたひとつの世界」についての分析および視点を区切る仕方に本章の議論が通底していると述べることも可能であろう（丸山・宮浦編 2007）。「私」は、われわれがよりよく住まうことを目指し、身近な動植物や河川や山の状態に注意を向けることがたしかにできるのだ。

参考文献

Arendt, H. (1960/1981) *Vita activa oder Vom tätigen Leben*, München Zürich, Piper.（アーレント、H.（2015）『活動的生』森一郎訳、みすず書房）

Berque, A. (1996) *Être humains sur la terre: principes d'éthiques de l'écoumène*, Gallimard.（ベルク、A.（1996）『地球と存在の哲学——環境倫理を越えて』篠田勝英訳、ちくま新書）

Descartes, R. (1905) *Principia Philosophiae*, *Œuvres* publiées par Charles Adam et Paul Tannery VIII-1.（デカルト、R.（1964）『哲

学原理』桂寿一訳、岩波文庫）

Heidegger, M. (1967/1927) *Sein und Zeit*, Niemeyer.（ハイデガー、M.（2013）『存在と時間（一）』熊野純彦訳、岩波文庫）

Levinas, E. (1961/2000) *Totalité et infini. Essai sur l'extériorité*, Martinus Nijhoff / Livre de Poche.（レヴィナス、E.（2005）『全体性と無限』上巻、熊野純彦訳、岩波文庫）

Levinas, E. (1975) «Le regard du poésie», *Sur Maurice Blanchot*, Fata Morgana.（レヴィナス、E.（1992）『モーリス・ブランショ』内田樹訳、国文社）

Light, A. (2010) "The Moral Journey of Environmentalism: From Wilderness to Place", S. Moore (ed.) *Pragmatic Sustainability: Theoretical and Practical Tools*, Routledge.

Merleau-Ponty, M. (2001/1945) *Phénoménologie de la perception*, Gallimard.（メルロ＝ポンティ、M.（1967）『知覚の現象学1』竹内芳朗・小木貞孝訳、みすず書房）

Tuan, Y.-F. (1975) "Place: An Experiential Perspective", in *The Geographical Review* Vol. 65, No. 2.

片渕須直（2017）『この世界の片隅に』（DVD）バンダイビジュアル

こうの史代（2004）『夕凪の街　桜の国』双葉社

こうの史代（2008-9）『この世界の片隅に』上・中・下巻、双葉社

坂部恵（1989）『鏡の中の日本語――その思考の種々相』筑摩書房

佐々部清（2008/2012）『夕凪の街　桜の国』（DVD）東北新社

丸山徳次・宮浦富保編（2007）『里山学のすすめ――〈文化としての自然〉再生にむけて』昭和堂

ラエルティオス、D.（1994）『ギリシア哲学者列伝（中）』加来彰俊訳、岩波文庫

レーヴィ、P.（2014）『溺れるものと救われるもの』竹山博英訳、朝日新聞出版／朝日選書

＊外国語文献のうち邦訳のあるものに関して、引用の際に文脈の問題から一部訳し方を変更した。

第7章 カタストロフィを語る哲学と映画
――『君の名は。』が描く「災後」の「時間」

渡名喜庸哲

はじめに

古来より、人間はさまざまなカタストロフィ（災害、災厄、破局……）に見舞われてきた。大地震や大津波といった自然災害はもとより、核兵器、原子力発電所の大規模事故など科学技術や産業化などの人間の営みに結びついた災害もある。戦争や紛争における大虐殺も、これまでの生活を一変させるカタストロフィと言えるだろう。今日ではとりわけ生態系に大きな影響をもたらす可能性のある気候変動について懸念が高まっている。毎年訪れる「五〇年に一度」や繰り返される「想定外」を見ると、「破局」や「世界の終わり」といった問題は、けっして古びた迷信ではなく、むしろいっそうのアクチュアリティをもっていると言えるかもしれない。

哲学や倫理学もこうした主題に無縁ではなかった。起きてしまった災厄の後（「災後」）をどのように生きるか、これから起こるかもしれない災厄にどう向き合うかといった問題は、これまで多くの哲学者の関心を引いてきた。たとえば、災厄の原因をどう理解するか、災厄に対して現在どのような行動をとりどのように認識すべきかはもとより、

災害の影響を被ることになる後続世代に対する責任の問題も提起されている。(1)

このような問題を考えるとき、二〇一六年に公開された新海誠監督の長編アニメ映画『君の名は。』は、きわめて注目に値する。この映画はさまざまな見方ができるが、隕石の落下によって一つの街が壊滅的に破壊されるという「カタストロフィ」が一つの主題となっていることはまちがいない。瀧と三葉という二人の主人公が「入れ替わり」によってこれを食い止めるのだ。三年後の未来からきた瀧が三葉にこれから起きる出来事を告げ、その結果、起きてしまった出来事を起きなかったことにする、という筋はいかにも非現実的に見えるが、けれども、そこに秘められている考えは、これまでの哲学がなかなか明快に答えることのできなかったカタストロフィの問題を理解するにあたり、すぐれたヒントを与えてくれるだろう。

1 哲学は「世界の終わり」を語れるか

まず現代の哲学がどのように「カタストロフィ」を語ってきたのかを確認しておこう。

二〇世紀の哲学における「カタストロフィ」への考察は、とりわけ第二次世界大戦によって引き起こされた。まず、ナチス＝ドイツによってユダヤ人を筆頭にかつてないほどの組織的な大量虐殺が行われたことは大きな衝撃を与え、アドルノやアレントといったドイツ出身のユダヤ系の思想家の考察をもたらした。彼らは、「理性」に基づく「進歩」を原理としてきたヨーロッパでどうしてこのような事態が生じたのかを「啓蒙」や「全体主義」、あるいは「凡庸な悪」という鍵語とともに辿り直そうとした（ホルクハイマー、アドルノ 2007; アーレント 2017a; 2017b）。他方で、同じ大戦においてアメリカによって広島と長崎に投下された原子爆弾も、人間がみずから生み出した技術によってかつてない規模の大量殺戮に成功した出来事として、ラッセルやヤスパースといった多くの哲学者たちの反応を引き起こした。しかも、「アウシュヴィッツ」ないし「ショアー」の問題がすでに起きた出来事についての考察となるのに対し、

「ヒロシマ」および「ナガサキ」の問題はなおも現実的な問題、あるいは人類が今後被るおそれのある「未来」の問題として残り続けることとなる。戦後の冷戦期に加速する核抑止体制は、スタンリー・キューブリック監督の『博士の異常な愛情』が皮肉に示しているように、核兵器による人類の絶滅が今後ありうるという可能性を絶えず突きつけるものであったからだ。

バートランド・ラッセルは哲学的な考察というよりは知識人としての社会活動に傾注したが、原子爆弾については、その倫理的正当化の可否をめぐるエリザベス・アンスコム、ジョン・ロールズ、マイケル・ウォルツァーといった英語圏の哲学者の考察も注目される。ただし、今後ありうる人類の絶滅の可能性という観点では、ドイツ生まれのユダヤ系の哲学者であるギュンター・アンダースが質量ともにもっとも豊富である。アンダースは、広島や長崎の訪問記や、広島に原爆を投下した米軍パイロットとの往復書簡など多くの著作や活動を通じて、核兵器による「破局」の可能性が残り続けるにもかかわらず、それに対し現代人がなぜ「不感症」を示すのかの分析に力を注いだ。[2]

その後、冷戦の崩壊とともに核戦争のリアリティが減少していくが、「破局」への懸念がなくなるわけではない。なかでも、同じドイツの哲学者ハンス・ヨナスは、科学技術の発展が人類の存続に危機をもたらしかねないという関心から、生命倫理や環境倫理の領域で発言を続け、とりわけ未来世代に対する現代世代の責任という「世代間倫理」の必要性を提唱した。[3]そのほかにも、戦後の高度経済成長がもたらした大規模産業事故や気候変動などについては、多くの哲学者や倫理学者が論を提起している（ex. ヴィリリオ 1998; ナンシー 2012）。

ただし、アンダースがはっきりと示すように、「破局」を告発する哲学には一つのジレンマがある。それは、これから来るとされる「破局」をどのように納得させるかという問題だ。

そもそも、哲学史において、「未来」の地位は確たるものではなかった。すでに生じた「過去」や現に存在する「現在」に対し、「未来」はそもそも存在を欠いており、それについての思念は「主観的な表象」にすぎないと言われることもあった。しかもその「未来」が「世界の終わり」ならば、それをどう認識しうるというのだろう。カントが

「万物の終わり」で言うように、それは人間の感性すらも超え出る出来事なのだから、もっぱら思弁の対象にしかならないかもしれないのだ（カント2000）。

元来、「世界の終わり」を語る役目は宗教にあった。ただし、そこには、未来を予知できる神（あるいはその言葉を語るという預言者や宗教者）に畏怖感を抱き、傲慢を排して現世を正しく生きるべしという道徳的あるいは政治的な底意も見え隠れしていた。「信」を「知」へと挿げ替え、こうした宗教的な枠組みから脱したはずの近代科学は、彗星、洪水、稲妻といった「世界の終わり」を告げるものが自然現象にすぎないと見抜いたはずなのだが、どのようにして哲学はふたたび「世界の終わり」を説得的に説明できるだろうか。

これについて、アンダースは旧約聖書のノアの箱船の物語から着想を得つつ、ほとんど苦し紛れに次のような寓話を残している。「明日」世界を破滅させる出来事が起きることを知っているノアという人物がいる。聖書と同様、このノアだけがこの「破局」を生き延びることに成功し、「明日」の「明日」、つまり「明後日」から、「明日」の「前日」に戻ってきた。「明日」起こる破局を人々に知らせ、それを乗り越えることができるようにと「箱船」の製作を人々に呼びかけたが、誰もまったく相手にしてくれない。今度は、ノアは彼らに対し灰をかぶった姿で現れ、自分が破局の「後」から来て予言しているのだということを告げ知らせようとした、という話である(4)。

アンダースの残したこのジレンマに正面から取り組んだのが、アンダースやヨナスの議論に基づきつつカタストロフィの問題についての独自の思想を展開したフランスの哲学者ジャン＝ピエール・デュピュイである。彼は現代自然科学の知見を踏まえつつ、地球上で人類の生存を脅かすような大変革が生じると想定することには十分に合理的な根拠があるという前提に基づき、宗教的な信とは切り離された「賢明な破局論」を提示しようとした。彼の議論の眼目は、新たな「時間」の考え方を提示するところにある。そして、のちに見るように、こうしたカタストロフィを考える新たな時間の考え方という点で、『君の名は。』は、――もしかするとデュピュイ以上に――わかりやすい素材を提示しているように思われる。

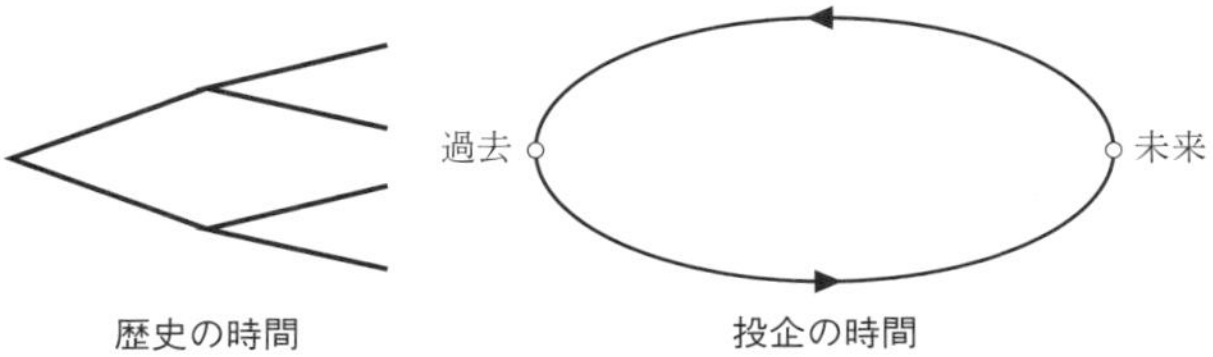

図7-1　デュピュイによる「歴史の時間」と「投企の時間」の概念図

『君の名は。』に移る前に、デュピュイの議論の要点を確認しておこう(5)。デュピュイによれば、これまで「破局」的な出来事の予防というときに前提とされていたのは、「歴史の時間」と呼ばれる時間観念だ（ただしこれはいわゆる「歴史的時間」とは異なる。むしろ「分枝的時間」と言ったほうが内実にあっているだろう）。この考え方によれば、時間は基本的に「過去」から「現在」を通じて「未来」へと不可逆的に流れる。図7－1の左図で枝が分岐しているのは、

「過去」にあったさまざまな可能性のなかから一つの可能性が現実化して「現在」となると考えられるためだ。「あのときこうしていれば」と後悔することはよくあるが、それは裏返せば、「あのとき」他の選択肢ではなくこの選択肢をとったために「現在」こうなっている、ということだ。災害の予防について考える「リスク論」も基本的にはこのような時間観念に基づいている。そこで用いられる「決定木」の構造が指し示すように、その時々の「決定」によって、「未来」が定まる。したがって、望ましくない事態を避けるために、別の選択肢をとることが重要になるわけだ（もう少し厳密に言うと「望ましくない」かどうかは、その事態が生じる確率とそれによってもたらされる損害によって定まる。計算上は、百分の一の確率で生じ一〇人の死をもたらす事態と、一〇〇〇人の死をもたらすが発生確率は一万分の一である出来事は、「望ましくなさ」では等しくなる）。

　このような「歴史の時間」をデュピュイは批判し、それに対して円環的な「投企の時間」という考えを提示する（図7－1、右図）。これは、逆説的に見えるかもしれないが、「未来」に「破局」が必ず起きることを前提にするものだ。まず「未来」に身を置き、そこから「未来にとっての過去」にさかのぼり、再び「未来」へと向きを変えるということだ。「歴史の時間」が「フォアキャスト」的な時間観であるのに対し、「投企の時間」は「バックキャスト」的な時間と言うこともできる。これはある意味で「循環的時間」と呼ばれるものに含め

ることができるかもしれないが、「投企の時間」のポイントは、単に時間が循環することにあるのではない。未来から戻ってきたところで、ふたたび未来に対する働きかけを要請する点にある。抽象的に見えるかもしれないが、こうした発想は日常生活でも見かけないことはない。たとえば、「なりたい自分になる」といった自己啓発的なイメージがそれだ。数年後の「未来」に自分が「こうでありたい」というイメージを投影（これは「投企」と同様の語projetだ）し、そのために、その「未来」の時点に先立つ時点において（「未来にとっての過去」において）、あれこれの対策を練る、というときの時間の考え方だ。

ただし、デュピュイの「投企の時間」がこうした「バックキャスト」型の意思決定モデルのなかでも特殊なのは、そこで前提されているのが「こうでありたい」未来ではなく、逆に、「こうであってほしくない」未来、つまり避けるべき「破局」であることにある。「破局」が必ず起こることが「前提」として設定されるのである。ちなみに、ここでの「破局」とは、かつての宗教的予言のような「世界の終わり」とも異なる。デュピュイは、科学者たちがすでにそれなりの根拠に基づいて警鐘を鳴らしているような、石油資源の枯渇、地球温暖化、異常気象といったさまざまな出来事が重なり人間の生息環境に劇的な変化がもたらされる可能性をきわめて重視し、それを「必ず起こる未来」として前提にすべきであるというのである。

哲学者のデュピュイは、こうした「破局」の具体的なシナリオやそれに対してとるべき方策を提示するのではもちろんない。力点は、〈その出来事を避けるためにその前にとるべき行動が変化する〉ということが可能になるために、根本にある時間の考え方を逆転させるところにある。この点に「歴史の時間」に対する「投企の時間」の意義があるわけだが、この時間の考え方の逆転こそ、『君の名は。』が描き出すものにほかならない。

2 カタストロフィ論としての『君の名は。』

『君の名は。』の筋を振り返ってみよう。主人公の瀧はまさに「未来」から、つまり「破局」の後から、「破局」の前に戻ってきている。突然「入れ替わり」がなくなって不安に駆られた瀧は、薄れてゆく記憶を頼りに情報を集め始める。三年前の一〇月四日に、彗星の一部が隕石となって、糸守町の秋祭りで人が集まっているところに落下し、全住民の三分の一が亡くなったことを知る。そこで、現在の（つまり「破局」の後の）糸守に向かい、記憶を頼りに山頂の御神体が奉納された祠に辿り着き、三年前に三葉が残した口噛み酒を飲む。これによってタイムスリップが起き、「未来」から「過去」へと向かう。瀧は三葉にもう一度入れ替わり、隕石が落ちる当日、落下の数時間前に舞い戻るのだ。ここからさらに、「投企の時間」と同様に、時間が反転し、今度は「未来」へと向かう。起きたはずの「破局」を起きなかったものにするために、住民たちを秋祭りの会場から移動させようと奔走するのだ。

ちなみに、この場合に食い止められる「破局」とは、隕石の落下そのものではなく、それによる大勢の人々の死、そして一つの共同体の壊滅だ。ここでは現代の破局をめぐる議論のなかでもよく指摘される区別が踏襲されている。一七五五年のリスボン地震の際、ヴォルテールが綴った「リスボン大震災に寄せる詩」に対し、ルソーは、自然災害と呼ばれるものでも、そこに人口が密集していなければそれほどの被害はもたらさなかったはずだと述べている。(6) つまり、自然現象に起因する災害であっても、自然現象そのものと、それに対する人間の社会的な関わりを区別して考える必要があるということだ。今日でも、たとえばドイツの社会学者ニクラス・ルーマンは、「リスク」は外的事実としてではなく、それが置かれている社会的システムとの関連においてしか現れないと述べている（ルーマン 1991, 22-23）。『君の名は。』における、隕石を食い止めようとするのではなく隕石の落下地点に人がいないようにするという設定は、この点でもとても示唆に富んでいる。

とはいえ、「破局の前に戻り、破局をなかったことにしようとする」瀧＝三葉の行動がなかなか理解しづらいことに変わりはない。実際、これから隕石が落ちて町が壊滅するから逃げるようにと触れてまわる三葉たちの行動は、糸守の人々からも真剣に受け取られることはない。「今夜糸守町に彗星が落ちて、みんな死ぬ」という三葉に対し、町長である父は「そんなこと誰も信じない」、「もしもの妄想だ」、「本気で言っているならお前は病気だ」と答える。黒澤明監督の『生きものの記録』(一九五五年)ですでに克明に描かれているように、「これからこの世界が破滅する」という言明は、基本的に荒唐無稽なものだからだ。

ここにこそ、破局をめぐる哲学がみな行き当たってきた難問がある。「これからこの世界が破滅する」という予言をどのように説得的に受け取ることができるだろうか。先に述べたように、デュピュイは、この難問に答えるために、「歴史の時間」と区別される「投企の時間」というモデルを提起して、われわれの「時間」についての考えを転倒させる必要性を指摘していた。けれども、それを現実的に考えようとすれば、『君の名は。』のような入れ替わりとタイムスリップという非現実的な想定を導入せざるをえないのではないか。

興味深いのは、『君の名は。』はこの難問に答えを用意していると思われることだ。しかもその際、デュピュイと同様に、「カタストロフィ」を考えるために時間の考え方の逆転を目指し、独自の時間論を展開しているのである。そこからはデュピュイ以上に具体的な展望が開けてくるとすら言えるかもしれない。

3　『君の名は。』の時間論

『君の名は。』には少なくとも三つの種類の「時間」がある。一つ目は「記憶の時間」だ。これは個々人の内的な経験に基づく「主観的時間」と言ってもよい。二つ目は「記録の時間」、つまり書かれたものに基づく「客観的時間」だ。三つ目は、記憶も記録も断絶した時間、作中の言葉で言えば「伝統」である。

一つ目の「記憶の時間」において、「時間」は私の「記憶」をもとに構成されている。自分が昨日何をしたか、どこでアルバイトをしているか、そうした「記憶」こそが、その人の生活そのものを規定しているわけだ。もちろん、この「記憶」は恒常的なものではないため、忘れたり薄れたりすることもある。また、「主観的」なものでもあるから、まちがっている場合もある。けれども、記憶が主観的であるというのは、客観性を欠くという否定的な側面をもつだけでない。瀧と三葉がたがいに入れ替わり、記憶が断絶すると、まず第一に自分が誰かがわからなくなるという場面に示されているように、記憶は「主観（subject）」、すなわち「主体（subject）」のアイデンティティを構成する中心的な要素にもなっているだろう。

もちろん、入れ替わったときの記憶が途切れても、周りの家族や友人の記憶は途切れていないため、彼らに尋ねることで、自分が誰かを把握することはできる。これは、友人や知人の「記憶」に基づきつつ、それらが交差したものであるため、「間主観的時間」と言ってよいだろう。しかし、『君の名は。』には、こうした主観的時間や間主観的時間を超えた、「客観的時間」という発想がある。それは、自分や周りの人が忘れても、すぐに確認できるように、書かれたものとして記録することで確保されるものだ。今ここにいない相手に対しても、「お前は誰だ」とノートに書き自分の名前を書き残すことで、あるいは自分の行動の記録を携帯電話に残しておくことで、その「過去」は共通に参照され、理解されるようになる。自分や周りの人々の「主観的時間」がなくなっても、「記録」は残り続けるからだ。書かれたものとしての「歴史」がこれである。

けれども、『君の名は。』がさらに興味深いのは、「記憶」はもちろん「記録」すらも超えてなお続くもう一つの時間の考え方を示していることだ。それが「伝統」である。

事実、『君の名は。』では「記録」が消えてしまう場面がいくつかある。携帯電話に入力したメモが消え、隕石の落下による集落全体の壊滅を伝える記録もまた消えてしまう。こうした設定は、もちろんフィクションならではのものだが、とはいえ繰り返し現れるこのモチーフには耳を傾けるべきだろう。この観点でもっとも重要なのは、「繭五郎の大火」と呼ばれるエピソードだ。かつて糸守町では、草履屋の山崎繭五郎の家に火が出て大火事に見舞われたため、記録のほとんどが消失してしまった。宮水神社の祭りも、それが何を意味していたか、なぜそのような祭りが必要なのか誰も分からなくなり、ただその「形式」だけが残りつづけることになった。「せやけど文字は消えても伝統は消

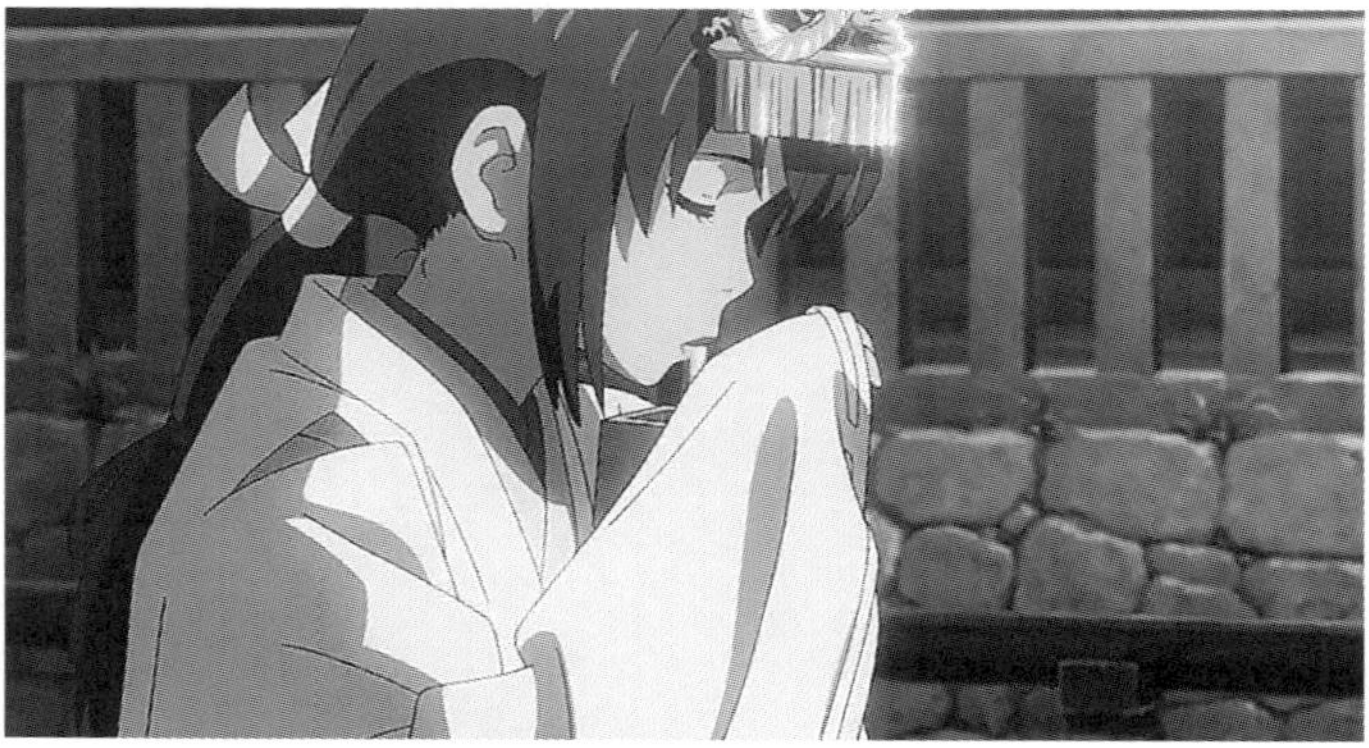

図7-2　三葉が口噛み酒を奉納する場面（新海 2017）

しちゃあいけん」——このような「伝統」を残すことが宮水神社の役目だというのである。[7]

ここで重要なのは、単に「伝承する」ことだけではない。三葉に託されているのは、「記憶」や「記録」を超えたもの、何を指すか自分自身では分からないものを伝えるという任務なのだ。

この役目を担うものとして、作中では特に二つのものが重要だ。一つは、口噛み酒だ。三葉は米を口に含み唾液と混ぜたものを戻し、発酵させる。それは三葉の「半分」として、山頂にある宮永神社のご神体に奉納されることになるが、これこそが「かくり世」と呼ばれる「あの世」と現実の世界である「この世」を結ぶものとされる（図7-2）。記憶や記録によって理解される世界としての「この世」と、それらの時間を超えた世界としての「かくり世」。先に述べたように、瀧が三年後の未来——すなわち「かくり世」——から「この世」へとタイムスリップしたのは、この口噛み酒を飲むことによってだった。

もう一つは、瀧がたえず腕に巻いていた組紐である。これは、宮水神社に伝わる作業として、三葉が、祖母の一葉、妹の四葉とともに巻いて作ったものである。一葉の以下の台詞はこの組紐がもつ「伝える」という役目の特殊性を明瞭に語っている。それによれば、この組紐は「ムスビ」といって、糸をつなげることから、人をつなげるばかりでなく時間の流れそのものを象徴するものである。組紐がそうであるように、「より集まって形を作り、ねじれてからまって、時には戻って途切れ、またつながり、それがムスビ、それが時間」だというのだ。

このような組紐が表す「伝統」の時間の考え方こそ、入れ替わりによるタイムスリップという非現実的な設定（そしてデュピュイの「投企の時間」という抽象的な発想）がもつ実践的な意義を説明してくれるだろう。

改めて確認しておくと、入れ替わりによるタイムスリップは次のような構造をもっている。

瀧はすでに（三葉の世界では隕石が落ちる前日、瀧の世界では三年前に）三葉から組紐を受け取っている。無論、その時、瀧は入れ替わりを経験しておらず、この組紐の意味も分かっていない。隕石の落下のことも、自分の知らない遠くの地域で起きたニュースでしかなく、ほとんど気にもとめていない。そしてその翌日、三葉の住む糸守は隕石が落ち、壊滅的な被害を受ける。

けれども、宮水家を継ぐ三葉には、祖母や母と同様に、「この世」には属していないものに何かを「伝える」という力が備わっていた（ちなみに、ここには「自分の口から自分の言葉でない言葉を語る」というイタコ的な構造、西洋のユダヤ＝キリスト教文化圏の言葉で言うならば預言者的な構造がある）。三葉は隕石の落下の前日に、瀧に組紐を渡す。この組紐が効力を発揮するのは、その三年後である。すでに三葉の世界は壊滅してしまっているにもかかわらず、この組紐によって時間が「戻って途切れ、またつながり」、三葉と瀧の入れ替わりが生じる。それにより、瀧は三年後の「未来」から三年前の「過去」へと舞い戻り、起きてしまった破局を起きなかったことにするのだ。入れ替わりによって、通常前提とされている直線的な時間の流れに断絶がもたらされ、時間が「ねじれ」るかのように、記憶や記録の時間を超えた過去、そして予想や想定の時間を超えた未来が、一挙に結びつくわけだ[8]。

このような発想は、直線的で不可逆的に流れる時間というイメージからすると、とうてい受け入れがたいものに見える。けれども、そこに含まれたさまざまな虚構《フィクション》的な要素をあえて捨象してみると、「記憶の時間」や「記録の時間」を超えた「記憶できない過去」、そして「予期」や「想定」を超えた「想定できない未来」との関係をどのように考えるかという問いは、単なるフィクションや哲学的思弁にとどまらない意義を有するものとして見えてくるだろう。そしてそれは、なによりカタストロフィの問題を考えるために重要な手がかりを与えてくれるだろう。

4　未来の足跡と未来の痕跡

まずは「記憶できない過去」のほうから見ていこう。実は、想起や記憶の能力に回収されない「記憶しえないもの」とは、二〇世紀の哲学のなかでも度々取り上げられてきた。現代哲学には「人間主体」の全能性を疑う傾向があるが、「過去」についても、現在の認識主体が記憶する範囲を超えた「過去」という意味での「記憶しえないもの」が問題になってきた。そこで提示される考えとして「痕跡」がある。「痕跡」とは、もはや現存しないものが残していった跡、けれどもそれが何の跡か現在の認識主体では把握できないもののことである。

「痕跡」をめぐる現代哲学の議論はとても複雑だが、ここでは、「それが何を指しているか現在の認識主体では把握できない」という発想に着目しよう。それは単に不可思議で謎めいたものということではない。むしろ、何かを指しているかどうかすら把握できないために、さしあたりはまったく不可思議には見えないかもしれないものだ。『君の名は。』は、自分に呼びかけているかすら分からない他者の声をどのように受け止めるかという点で、独特の仕方で「痕跡」の問いにアプローチしていると言えるだろう。

『君の名は。』における「痕跡」の問題は、ほかならぬ「災害痕跡」という例を通じて理解することができるように思われる。「災害痕跡」は、いわゆる「遺構」とは異なる。一般に「遺構」は、広島の原爆ドームやアウシュヴィッツ強制収容所跡など、災害や破局的な出来事が起きたことを記憶にとどめるためにあえて残されるものである。「過去」が「記憶しえないもの」にならないために、忘却に抗して保存されるものと言ってもよい。これに対し「災害痕跡」は、もはや記憶も記録もされていないもの、すでに忘却されているもののなかから、考古学的な調査などによって、「災害」のかすかな記憶を読み取ろうとするものである。これは、地層や遺跡などを掘り起こす必要がある場合もあるし、それ以外の場合もある。たとえば、普段は気にも止めていない丸い小石であっても、実は海底で転がって丸くなったその石がこの小高い丘の上に存在しているという事実そのものが、かつてそこで起きた大津波の痕跡を示す場合もある。もはや忘れられているけれども災害に見舞われたことを告げている地名などもこれに当てはまるかもしれない。ちなみに、『君の名は。』における糸守町の湖も、かつて隕石が落下したことを伝える災害痕跡である。

ここで注意しておく必要があるのは、ここで問題にしたい「痕跡」とは、記憶できないくらい古いということではなく、「記憶」の射程の外部にあるということだ。それゆえ、こうした痕跡は、エドガー・アラン・ポーの『盗まれた手紙』のように、目の前にあるにもかかわらず普段はまったく気づかれないこともある。けれども何かのメッセージを発している。そして、それを受け取ることができてはじめて「痕跡」であることが分かるのだ。

もう一つ重要なのは、このような「痕跡」は、単に「過去」の事実を告げるだけでなく、これからもう一度来るかもしれない「未来」のことも教えてくれることだ。今日、日本の各機関において、災害痕跡を収集し、データベース化を進める試みがなされているのもそのためだ[9]。もちろん、このような試みは、記憶しえないもの記録しえないものを探り当て、記憶しうるもの、記録しうるものに変えてゆく試みであるため、終わりのない作業となるだろう。ただし、本章で重要なのは、こうした終わりなきデータベース化の作業の必要性を訴えることではなく、そこに特徴的に現れている時間構造を理解することである。『君の名は。』では、自分の記憶や記録の射程の外部にある「過去」（瀧にとっての三葉）の声が聞き取られることで、これから起きるはずの「未来」の破局が避けられることになる。ここに見られる「痕跡」を経由した時間の逆転こそがもっとも重要なメッセージだ。

ここでの「過去」と「未来」の関係は、単に「過去」を振り返って「未来」のために生かすということではない。たとえば、最新の科学技術を用いて作られたメディアアートの作品の一つに「未来の足跡」というものがある。これは、その人が歩いている速度や向かう方角をリアルタイムで画像認識し、瞬時にその次の「足跡」がどこにあるかを予測し、プロジェクタで表示するという試みである[10]。これは、基本的に「過去」の「足跡」のデータに基づいて瞬時に「未来」の「足跡」を予想するものである（データベース化の発想は基本的にこちらの傾向に属している）。これに対し、『君の名は。』の「過去」と「未来」の関係はこれとは異なる。前者が「記録可能な過去」に基づいて「想定可能な未来」を示すのに対し、後者では、「記憶できない過去」を探し求め、「痕跡」を読み取ることで、「想定できない未来」がはじめて現実的なものとして現れるのである。

ここでの「想定できない未来」とは、単に認識主体の能力が不足しているために想定できないもののことではない。それならば、認識能力を改善することで想定可能になるだろう。ここでの「想定できない未来」とは、「痕跡」を読み取らなかったならば想定することと自体ができない「未来」である。「痕跡」を読み取ったことで、再び「災害」が起きないよう行動に駆り立てられるわけだが、それは単に新たな「未来」を想定することではない。「痕跡」を読み取らなければ気づくことのなかった「未来」が、「痕跡」を読み取ることによって現れてくるということだ。気づくことのなかった「未来」が現れる場合には、突然の出来事として、それこそ「想定外」に現れるしかない。これに対し、「痕跡」を読み取ることで、この後になにが起きるのかはじめて知ることができるのである。近くに時限爆弾が置かれていることを知らずに突如その爆破の犠牲になるというケースと、それが置かれたという事実を知ったためにそこから離れることができたというケースのちがいに喩えることができるかもしれない(この時限爆弾は、誠実な管理がなされていない原子力発電所や地中深くに埋められた放射性廃棄物などそれ自体が危険性をもつものに置き換えることもできるし、先に見たように津波や大地震の痕跡を伝える地層など、それ自体とは別の危険性を示唆するものに置き換えることもできる)。このちがいは、『君の名は。』では、瀧が自分の「記憶」や「記録」の外部から来る声を聞かなかったために死亡した三葉と、聞こえてきた声に反応したがゆえに生き延びた三葉のちがいに相当する。

いずれにしても、『君の名は。』とジャン゠ピエール・デュピュイがともに試みているのは、カタストロフィの可能性を真剣に捉えるために、時間の考えを逆転させてみるということだ。デュピュイが、「投企の時間」において出発点に固定する未来のカタストロフィとは、「痕跡」を読み取らなければ気づくことのなかった「未来」である。なにもしなければ必ず起きてしまう「想定外」の破局的事態である。これに対し、「痕跡」に立ち戻ることによって「未来」が可視化されたがゆえに、カタストロフィはそれとして見定められる。「記憶できない過去」に向かうことで、その「痕跡」が「未来」に向けて何を指し示すのかが見えてくる。このことによって、三葉が死亡しない未来がありうるようになる。デュピュイの「投企の時間」のモデルで言えば、本当はループは閉じず、閉じる直前にずれていかなければならないのだ(11)。

おわりに

このように、「入れ替わり」や「タイムスリップ」という虚構的な設定を用いつつも、『君の名は。』が描いているものと、ジャン＝ピエール・デュピュイのような哲学者がカタストロフィをめぐって展開した思想は交差しているだけではない。『君の名は。』のほうがいっそうわかりやすい具体的なヴィジョンを与えてくれるだろう。いずれにしても、鍵は「時間」をどのように考えるか、あるいは考え直すか、という点にある。そして、直線的な時間とは別のかたちで「過去」や「未来」との関係を考える試みは、「災害痕跡」の発想が示すように、けっして思弁でもフィクションでもない、実践的な意義も有しているはずだ。

『君の名は。』が示しているのは、「想定外」の「未来」を考えるためには、「記憶」や「記録」をたくましくすることばかりではなく、瀧のようにして、「過去」の「声」、あるいは「他者」の「声」(つまり「痕跡」)へと応答するという別の時間的な回路があるということだった。こうした発想は、「未来世代」への責任の問題を考えるためにも参考になるだろう。ここでの「未来世代」とは、「現世代」の次の次の……というかたちで直線的に辿ることのできる世代のことではない。むしろ、「現世代」が「痕跡」を聞きとらなければ救えない世代、逆に言えば、聞きうることで救いうる三葉たちの「世代」もまた「未来世代」なのではないだろうか。

ただし、最後にもう一つ重要なことがある。それは、「時限爆弾」がそこにあることを知らせる標識は、たしかに読み取られるのかという問題だ。たとえば、何万年もの半減期をもつ放射性物質がそこに埋められていることを何万年も後の住民に知らせるための標識が、その人たちに読解可能なままなのか、という問題だ(12)。私たちが秘密を隠しておくために設定するパスワードをよく忘れがちなように、あるいは小学校のときに埋めたタイムカプセルの場所を記した紙をどこかにやってしまうように、時限爆弾の場所を知らせる標識＝痕跡は、いとも簡単に忘れられてしまうかもしれない。未来の考古学者にそれを読み取ってもらうことを期待することもできるだろうが、必死に呼びかけていた三葉の声を荒唐無稽な幻覚として無視するのではなくまず真剣に受け取ってみることもまた、「未来世代」への通路を開くものだろう。

注

（1）この点についての概観としては、吉永・福永編 2018 を参照。
（2）とくに『橋の上の男』（アンデルス 1960）、『ヒロシマわが罪と罰』（アンデルス、イーザリー 1987）、『核の脅威』（アンダース 2016）の三つが重要である。
（3）ヨナス 2010. また、ヨナスの思想の見取り図として戸谷 2018 を参照。
（4）この逸話は『橋の上の男』でも『核の脅威』でも取り上げられている。
（5）とりわけ『ありえないことが現実になるとき』（デュピュイ 2012）と『ツナミの小形而上学』（デュピュイ 2011）が重要である。デュピュイの思想の概要としては渡名喜・森元編 2015 を参照。
（6）概要については渡名喜 2015 を参照。
（7）このような意味での「伝統」については、一九世紀ロシアのユダヤ人共同体の崩壊を描いた映画『屋根の上のヴァイオリン弾き』（ノーマン・ジュイソン監督、一九七一年）冒頭の挿入歌（文字通り「伝統」と題される）で明瞭に語られている。
（8）このような、「出来事」が介入することによって直線的な時間に断絶がもたらされ、過去と未来が一挙に結びつくという構造を説明するために、ジェラール・ベンスーサンは、ユダヤ思想および近現代ヨーロッパ哲学を参照しつつ、二つの時間が折れ曲がる「襞」というイメージを用いている。それは、直線的な時間でも、循環的な時間でもない、「出来事」的な時間が可能にする時間の曲折である。ベンスーサンはこれを「メシア的時間」と呼んでいる（ベンスーサン 2018）。
（9）とくに東北大学災害科学国際研究所の津波痕跡データベース、奈良文化財研究所災害痕跡データベースを挙げることができる。
（10）デジタルパブリックアートプロジェクトが二〇〇九年に羽田空港で開催した「空気の港」展の展示作品の一つ。http://www.digital-public-art.org/dev/airharbor/airharbor.php?pg=works
（11）この点については、渡名喜・森元編 2015 の拙論を参照。
（12）この点については、放射性廃棄物の処理施設を描くドキュメンタリー映画『一〇〇、〇〇〇年後の安全』（マイケル・マドセン監督、二〇一〇年）が参考になるだろう。

参考文献

アーレント、H.（2017a）『全体主義の起原 新版』全3巻、大久保和郎・大島通義訳、みすず書房
アーレント、H.（2017b）『新版 エルサレムのアイヒマン――悪の陳腐さについての報告』大久保和郎訳、みすず書房
アンダース、G.（2016）『核の脅威――原子力時代についての徹底的考察』青木隆嘉訳、法政大学出版局
アンデルス、G.（1960）『橋の上の男――広島と長崎の日記』篠原正瑛訳、朝日新聞社
アンデルス、G.、イーザリー、C.（1987）『ヒロシマわが罪と罰――原爆パイロットの苦悩の手紙』篠原正瑛訳、ちくま文庫
ヴィリリオ、P.（1998）『電脳世界――最悪のシナリオへの対応』本間邦雄訳、産業図書
カント（2000）「万物の終わり」酒井潔訳、『カント全集14 歴史哲学論集』岩波書店
新海誠（2017）『君の名は。DVDスタンダード・エディション』（DVD）東宝
デュピュイ、J.=P.（2011）『ツナミの小形而上学』嶋崎正樹訳、岩波書店
デュピュイ、J.=P.（2012）『ありえないことが現実になるとき――賢明な破局論にむけて』桑田光平・本田貴久訳、筑摩書房
渡名喜庸哲（2015）「「リスボン大震災に寄せる詩」から『カンディード』へ」、ヴォルテール『カンディード』光文社古典新訳文庫
渡名喜庸哲・森元庸介編（2015）『カタストロフからの哲学――ジャン=ピエール・デュピュイをめぐって』以文社
戸谷洋志（2018）『ハンス・ヨナスを読む』堀之内出版
ナンシー、J.=L.（2012）『フクシマの後で――破局・技術・民主主義』渡名喜庸哲訳、以文社
ベンスーサン、G.（2018）『メシア的時間――歴史の時間と生きられた時間』法政大学出版局
ホルクハイマー、M.、アドルノ、Th.（2007）『啓蒙の弁証法』徳永恂訳、岩波文庫
吉永明弘・福永真弓編（2018）『未来の環境倫理学』勁草書房

ヨナス、H．（2010）『新装版 責任という原理――科学技術文明のための倫理学の試み』加藤尚武監訳、東信堂
ルーマン、N．（1991）『リスクの社会学』新泉社
レヴィナス、E．（1996）「他者の痕跡」『実存の発見――フッサールとハイデッガーと共に』佐藤真理人ほか訳、法政大学出版局

第8章 〈絶対戦争〉後の世界を考えること
――『風の谷のナウシカ』とわれわれ

横地徳広

はじめに

〈絶対戦争〉[1] 後の世界に生きる人びとがいた。

宮崎駿監督のアニメーション映画『風の谷のナウシカ』（一九八四年、以下『ナウシカ』と略記）（宮崎 2003）に登場するナウシカたちのことである。その谷の住人たちは、「火の七日間」によって文明や自然環境が惑星規模で焼き尽くされたあとの世界に暮らしており、この〈絶対戦争〉で使用された核的な火の汚染物質とそれを蓄積していく「腐海」に怯えつつ、住人なりの装備でその汚染物質に対処していた（図8－1）。

とはいえ、あらためて考えてみると、おかしなことがある。

それほどの汚染物質に肌をさらしているのに、なぜか生きていられる。風の谷もその水や土が少なからず汚染されていたし、腐海でマスクをとったナウシカも、「瘴気」と呼ばれる毒性物質を吸いこみ、「少し肺に入った」ともらしても、すぐさま病床にふせるわけでもなかった。

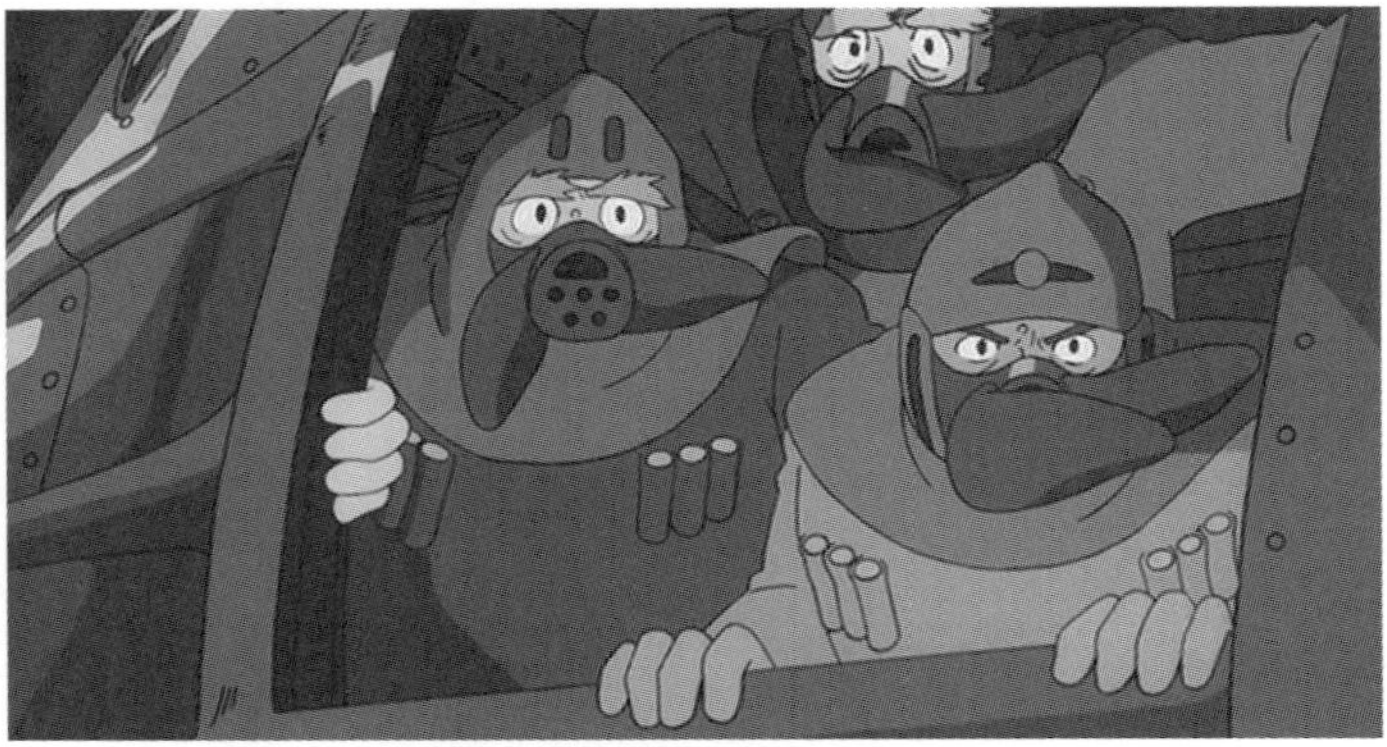

図8－1　腐海の毒に対処する住民の装備（宮崎 2003）

われわれが生きる現実では、煙のなかでタオルを口にあてて「一酸化炭素中毒」にならないよう、対処することはあるけれど、それでも一時的なことである。核的な火で焼き尽くされた『ナウシカ』的世界にあって腐海の汚染物質はその程度ではなかった。本章では、こうした『ナウシカ』的世界をわれわれはどう理解するのか、その仕方を問い直す。

本章の進行を示す。第1節「環境汚染と人間改造の虚実」では現実の「サイバネティクス」を手がかりに虚実とエートスの関係を確認する。第2節「生命への問いと人間」では、虚実のあいだで人工知能と人工生命の問題をとりあげ、生命への問いを整理する。第3節「絶対戦争とわれわれの日常」では、虚実のあいだで「バイオテクノロジー」と〈絶対戦争〉が連動するトリックを解き明かす。これらの考察を通じて、〈絶対戦争〉後という虚構をわれわれの現実と見分ける重要性が明らかになるはずである。

1　環境汚染と人間改造の虚実

読者のみなさんなら、『ナウシカ』的世界でどのように生きるだろうか？

SF映画の設定はだいたいが高校レベルまでの生物学的知識やメディア情報にもとづいており、そうして観客のSF的想像力を刺激することを狙っていた。だから、みなさんも虚実皮膜のあわいで防護服の改良や地球型環境の宇宙ステーション開発を考えたかもしれない。人類誕生以来、一〇万年単位でわれわれ人間は地球の自然環境に適応しながら、心・脳・身体の相即的な進化を重ね、人間が地球に住まう仕方の〈進化史的アプリオリ〉を形成してきたことを思えば（cf. 本書「間奏」. 106; 横地 2018, 258f.）、みなさんの発想法はやはり正しい。人間一世代の寿命は現代日本にあってほぼ八〇年であり、隔世遺伝を考慮しても、〈進化史的アプリオリ〉の改変が孫世代や曾々孫世代にどのような危険をもちうるのか、その確認に必要な年月は一〇〇年単位である。つまり、多世代にわたって〈進化史的アプリオリ〉改変の安全性を検証することは実質不可能である。

このことをやや別の観点からも確認しよう。すなわち、『生命とは何か』（一九四四年）を著わしたエルヴィン・シュレディンガーならば、そうした〈進化史的アプリオリ〉こそ、人類存続の要だと言うはずである。なぜなら、「頻繁な突然変異は進化にとって有害である」と同時に、「突然変異によって安定性が不十分な遺伝子改変を被る諸個体の場合、『過剰に根源的』で急速な突然変異ゆえ、その子孫が永く生き残る様子を見る機会はほとんどない」と彼は指摘していたからである（Schrödinger 1944, 63f. 邦訳 125）。〈進化史的アプリオリ〉にかかわる「生殖細胞系列」の人為的な改変には、人類の種的安全を損なう危険性がはらまれている。

とはいえ、われわれの現実には別の発想をもった科学者たちが存在した。"cybernetic organisms" を略した "cyborg" という表現を最初に使用した、ネイザン・S・クライン（コロンビア大学臨床精神医学助教授（当時））とマンフレッド・E・クラインズ（医療工学者）のことである。核戦争の恐怖がすでに広がっていた一九六〇年、地球外での生活可能性を考える二人は、米国でのシンポジウム「宇宙飛行の精神生理学的アスペクト」で「薬物、宇宙、サイバネティクス（Drugs, Space and Cybernetics）」という発表を行い[2]、人間の身体が呼吸なしに宇宙で代謝できる「燃料細胞」などを提示し（Clynes & Kline 1960, 27, 75）、人間のサイボーグ化を論じた。この発表には、ノーバート・ウィーナー『サイバネティクス――動物と機械におけるコントロールとコミュニケーション』（第一版一九四八年、第二版一九六一年）の発想そのままに制作されたマウスも登場する。われわれが知るサイボーグの一般的イメージとは異なる、この「最初のサイボーグ」（*op. cit.* 27）は、化学成分を皮膚下に注入する機械と接合され、生体とその機械の「フィードバック」によって化学成分の量を増減しながら、意識することなく、代謝を自己調整できた（*Ibid.*）。ウィーナー『サイバネティクス』の主要概念を総ざらいできる小論「サイボーグと宇宙」は二人の発表を五頁にまとめたものだが、このなかでサイボーグは次のように説明される。

> 自己調整する人間‐機械のシステムに必要な、いくつかのデバイスとは何か？　その自己調整は、意識を益することなく、身体それ自体の自律的でホメオスタティックな制御と協働するために、機能しなければならない。外的に延長された有機的複合体で、統合的なホメオスタシス・システムとして無意識に働くものを表わすために、われわれは〝サイボーグ〟という術語を提案する。サイボーグには、有機体の自己調整用制御機能を拡張する外的部品が意図的に組み込まれているが、それは、サイボーグを新しい環境に適応させるためである。（*Ibid.*）

ただし、この環境適応は人類の〈進化史的アプリオリ〉形成とは異なり、人工的なものである。それゆえ二人は、燃料細胞などの制作に関心をいだいた。

とはいえ、燃料細胞をそなえて呼吸が不要になった人間は果たして人間なのか？

われわれの現実世界で育まれた東西文化を見ても、日本では「息」と「生き」が重ね合わされ[3]、欧州で生命現象は「気息（pneuma）」に見出される[4]。人工呼吸器の登場以前、呼吸の停止は「死」を意味した（cf. 小松 1996, 62ff.）。呼吸器官は、命ある動植物の〈進化史的アプリオリ〉であった。

動物行動学者のコンラート・ローレンツによれば、イマニュエル・カント『純粋理性批判』で論じられる「時間」、「空間」、「カテゴリー」といった「アプリオリな形式」も、万年単位の歴史的な環境適応の積み重ねを通じて形成された「人間的アプリオリ」（Lorenz 1941, 100, vgl. 97–105）であった。別の言い方をすれば、歴史的な経験の積み重ねによっていわゆる「経験の可能性の条件」が人間的アプリオリとして形成されていくとき、その進化生物学版が〈進化史的アプリオリ〉である。ルートヴィヒ・ウィトゲンシュタイン『確実性について』にならう野家啓一ならば、それを「歴史的アプリオリ」、「経験的アプリオリ」の一つに数え入れるだろう（cf. 野家 1993, 254f.; 野家 2005, 82f.）。

こうした〈進化史的アプリオリ〉を破壊し、人間が人間でなくなる身体改造を考えていたのがクラインズとクラインであった。二人がわれわれの現実で考えたように、呼吸なしで代謝可能なサイボーグも、宮崎が『ナウシカ』という虚構で想定したように、杜撰な装備で汚染環境を生きられる人造人間も、今道友信『エコエティカ』のアリストテレス解釈にならえば、[5] 両者の存在は「技術知（technē）」に従う「制作（poiēsis）」という同じ原理にもとづくと言える（*EN*, VI-3）[6]。この技術知にあってバイオテクノロジーは生命操作の「科学技術（science and technology）」であり、サイバネティクスは生体と機械を接続する総合科学技術であった。

本章では人間が世界に住まう仕方に注目し、われわれの現実と『ナウシカ』的世界を考察するが、ハイデガーも確認していたように、「エートスの学知（epistēmē ēthikē）」が原義である倫理学は、ある世界に住まいながら人間が重ねた行為の事実にそくして哲学することを指す。つまり、ある土地に「住まうこと（ēthos）」を通じてそこに暮らす人びとのあいだで共同体の「習慣（ēthos）」が形成され、同時に住民たちの「気質（ēthos）」や個々人の「性格（ēthos）」が形成されることの哲学的考察である。

こうした倫理学理解はやはり正しい。というのも、私たちは自分が住まい、暮らす場所で起きる出来事に喜び悲しみ、もし哲学するなら、そうした日常を思索し、そうした日常を超えたことを思索するからである。この哲学は、アリストテレスの場合、『ニコマコス倫理学』と『形而上学』に当たるが、積極的にせよ、消極的にせよ、私たちの哲学的思考は私たちが生きる場所に制約されながら、同時に、その制約それ自体を問い、超越者をも問う。ただし、本章では虚構の検討を通じてわれわれの日常をそれなりに超えていくので、この試みはいわば「ＳＦの詩学」をふくむ。アリストテレス『詩学』をふりかえれば、ソポクレスら「詩人」が目指したのは、「行為（praxis）」の「模倣（mimēsis）」による「悲劇」の「詩作（poiēsis）」であった（*Poetica*, chap. II）。

『ニコマコス倫理学』によれば、行為はそのつど「始まり（arkhē）」と「目的（telos）」をもつ（*EN*, VI-3）。とはいえ直前の行為に新しい行為が上書きされつづけ、行為の端的な終わりは曖昧なままである（Heidegger 1924/25, §25, S. 174）。これに対して、「われわれよりすぐれた人間」の行為を模倣する詩作の場合（*Poetica*, chap. II）、筋立てが「始まり、中間、終わり」で明確に区切られる（*Poetica*, chap. VII）。

アリストテレスはこうして行為の現実とその模倣である虚構とを学的に見分けていたが、加えて、アリストテレスの系譜にあるケンダル・ウォルトンの論考「虚構を怖がる」のハイデガー的読解によって言いうることがある（cf. 横地 2019）。つまり、映画にせよ演劇にせよ、観客は虚実の違いを弁えているからこそ、映画鑑賞を通じて虚実複合の世界がその観客に開かれ、虚構の映画に現実の映画館で夢中になることが可能である。あるいは『ナウシカ』のモンスター的生物が画面から飛び出るかに見えても、観客は逃げ出さずに鑑賞をつづけ、疑似的に怖がることができる[7]。とはいえ、こうして虚構にのめりこむことを悪用されて虚実を混同し、虚構のごとき現実のマッドサイエンスによって〈進化史的アプリオリ〉を損なわれないよう、現実は現実へ、虚構は虚構へと返し、虚実の重なりと違いを見定めることが重要である。

2 生命への問いと人間

もちろん虚構のナウシカたちは、クラインズたちが現実で考えたサイボーグではない。漫画版の最終巻で明かされたのは、「火の七日間」以前に存在した人類の〈進化史的アプリオリ〉がバイオテクノロジーによって改変され、そうして制作された人造人間がナウシカたちだったということである[8]（宮崎 1994, 171f. 128-135）。

地上の生物はいかなる存在か（宮崎 1994, 172, 198, 130f.）。

人間とは何か（宮崎 1994, 129）。

生命、死とは何か（宮崎 1994, 133, 22, 118f, 200f.）。

こうした問いが映画『ナウシカ』の基調低音としてわれわれ鑑賞者に聞こえていたのも、宮崎による映画『ナウシカ』の製作期間と漫画『ナウシカ』の執筆期間の重なりを考えれば、当然かもしれない。(9)

漫画版では、ナウシカたちをすでに制作し、また腐海が汚染物質を吸収し消去したあとの「青き清浄の地」(10)（宮崎 1994, 195）に適した人造人間を新たに制作するバイオテクノロジーは（宮崎 1994, 199-200）、「シュワの墓所」と呼ばれた場所の深部で、自律的思考と集団的記憶をそなえた球状人工生命体に保存されていた（宮崎 1994, 196, 198）。ここで、バイオテクノロジーの〝バイオ〟や人工生命の〝生命〟が意味するところを個別科学史に確認しておく。

「有機化学の父」と言われるフリードリヒ・ヴェーラーとその弟子アドルフ・W・H・コルベが無機物から有機物を合成し、「生物と無生物の間の化学的障壁」を少なからず取り払って「生気論」を打破したのは一八二八年以降のことであった（cf. アシモフ 2010, 121-123; 中村 2013, 285f.）。一九世紀のドイツ生物学に影響を与えたカント『判断力批判』は一七九〇年の著作だから（cf. Lenoir 1989）、カント自身はいまだ「生気論」が有力なヨーロッパ世界に生きていたわけである。生気論では、生物から採取される有機物は「生命力」の担い手であり、これに対して無機物は鉱物から採取され、生命力をもたないと理解されていた（cf. アシモフ 2010, 120）。

こうしてヴェーラー以前の化学史をふりかえってわかるのは、「生命とは何か」という問いは、人間が目にする生き物やその生命現象にもとづいて立てられていたということである。(11) このことを物理学、生化学、新ダーウィン主義に問うジェームズ・ラブロックが『ガイア――惑星医療の実践科学』で説明するところによれば、「もしわれわれがある科学者集団に〝生命とは何か〟を問えば、彼らの個別原理に限定された観点から答えが出されるだろう」（Lovelock 2000, 27）。「物理学者ならば、生命とは、自由エネルギーの流れにあって物質が内部エントロピーを減少させるある独特な状態のことであり、自己組織化の複雑な能力によって特徴づけられると言うだろう」（*op. cit.*, 27）。これに対して「代謝」に注目する「生化学者にとって生きている生物とは、太陽光のような自由エネルギーと、たと

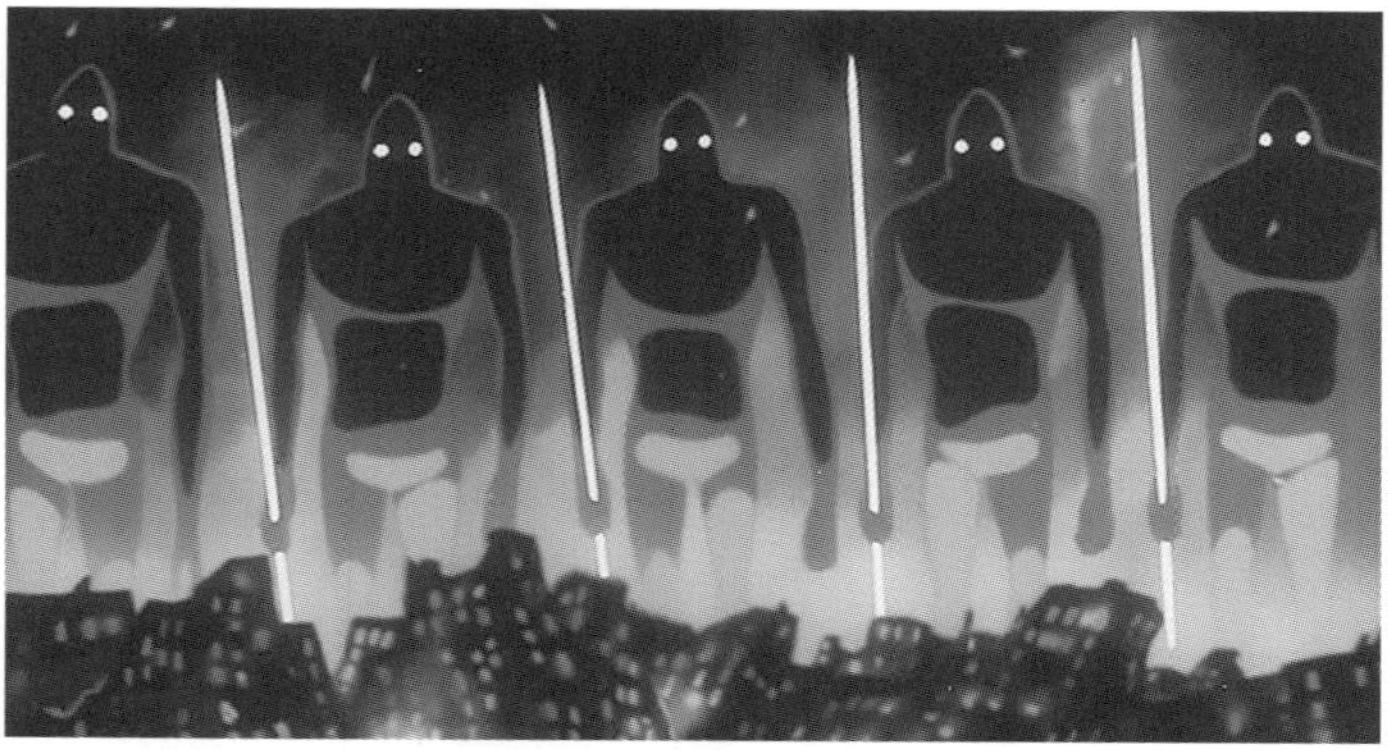

図8－2　巨大なヒト型人工生命体としての巨神兵（映画）（宮崎 2003）

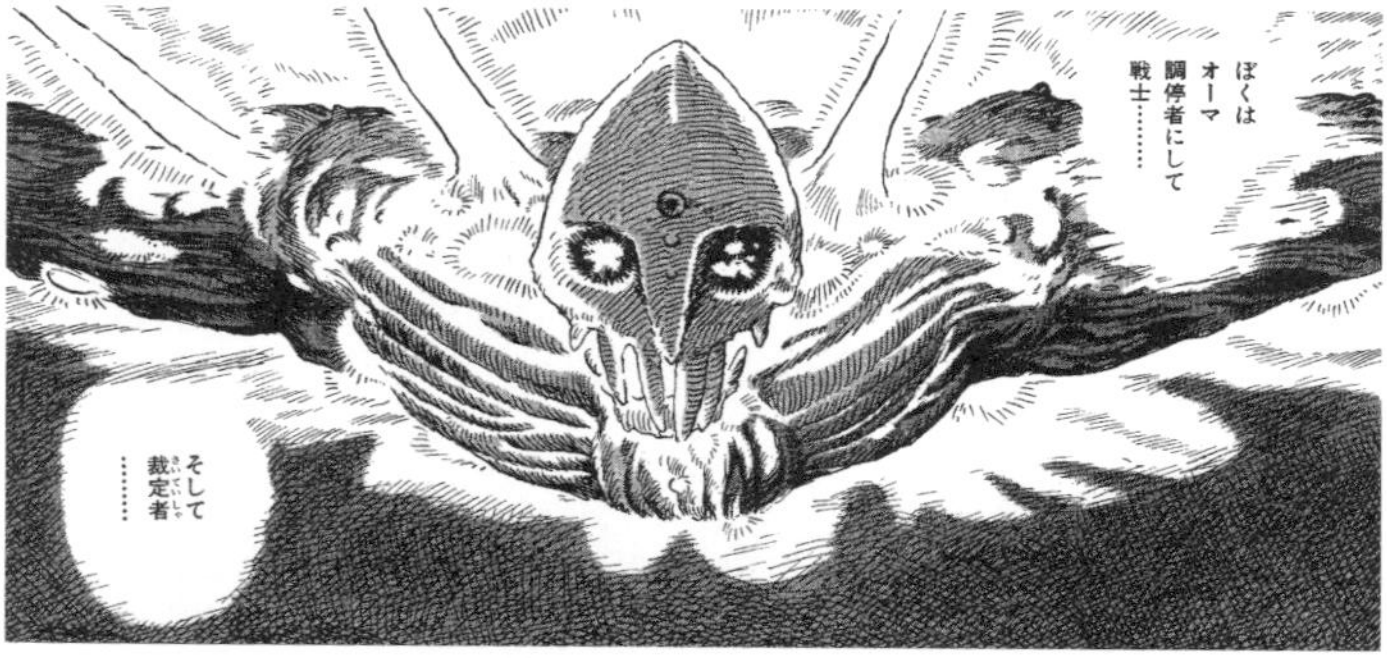
ぼくは オーマ 調停者にして 戦士……
そして 裁定者《さいていしゃ》……

図8－3　「人格」と高度な「知能」をもつ巨神兵（漫画）（宮崎 1994）

えば食物や酸素のような潜在的化学エネルギーとをとりこみ、遺伝コードの指示に従う成長にそのエネルギーを使う存在である」（*op. cit.* 29）。また進化論と「メンデルの法則」の「両立」に注目する「新ダーウィン主義の生物学者ならば、生きている生物は生殖可能であり、その子々孫々が自然選択を通じて生殖上の変異を修正できると述べるだろう」[12]（*Ibid.*）。生命への問いは一つに見えても、われわれの現実世界にあってその問いを可能にする場所はこうして多種多様である（cf. Davidovits 2015, 序章）。しかも、虚構世界では生命体の多様性がSF的想像力を介していっそう複雑化していた。

『ナウシカ』の映画版には人造人間や数十メートル大のヒト型人工生命体である「巨神兵」が登場し（図8－2）、漫画版の巨神兵は人間に対する「裁定者」として「人格」と高度な「知能」をもつと説明された（図8－3）（宮崎 1994, 34f., 51）。つまり、おそらく宮崎の設定では炭素原子を骨格とした有機化合物を素材に制作され、われわれ人間やナウシカら人造人間とは異なる知能を備えた人工生命体が巨神兵であった。このSF的想定を手がかりに、以下、生命への問いが可能になる場所を少し く整えたい。

現実の知見を確認しよう。「遺伝子改造」を通じて制作された強化クローン人間は人間がベースの〝人工的〟な生物だが、[13]それゆえ、「人工生命（A Life）」や「人工知能（AI）」とは成り立ちが異なる。計算が二進法で表現された「アルゴリズム」にもとづくAI（cf. フォン・ノイマン 2011, 第一部）、つまり、「チューリング・マシン」[14]は、いわゆる〈弱いAI〉（Searle 1980, 417）の観点から言えば、人間の知能を再現するのではなく、人間の知能のように見えればいい。「機械は思考可能か」という問いには「人間にそう見えればいい」と答えられるが、[15]ジョン・サールはその問いを「デジタル・コンピュータは思考可能か」と明確にし、これに「否」と答えて〈強いAI〉は存在しえないと論じた（Searle 1984, chap. 2）。AIのこの区別にならって〈弱い A Life〉を規定すれば、それは実験者が生命のように思えればいい。[16]わけてもロボットなど物理的機械は〈弱いハード A Life〉である（cf. 岡 *et al.* 2018, iii. 4）。これに対して諸化学や遺伝子工学をもちいる〈強いウェット A Life〉[17]は（*Ibid.*）、生命のように見えればいいのではなく、新たな生命体として人工的に制作される。こうした現実の知見から照らし出せば、『ナウシカ』的虚構の巨神兵も、シュワの墓所の球状人工生命体も、素材が有機化合物という想定の〈強いウェット A Life〉であり、ナウシカから人造人間よりも高度な知能と大きな記憶容量の〈強いAI〉をそなえていた。

もし現実で核の〈絶対戦争〉が起きても、「ナウシカのように遺伝子改造すればいい」、または「新たな人工生命体を制作すればいい」とわれわれが思い、それを人類救済の技術としてもてはやすとすれば、それは、プラトン『ソピステス』編のソフィストのごとく（*Sophista,* §§ 24-28）、〈在らぬものが在る〉と騙って虚構を現実に密輸入することであり、カント「仮象の論理学」の「詭弁的理性（die vernuftlende Vernuft）」のごとく、虚構と現実をすりかえることである。われわれが生きる現実にあって人間をベースにした遺伝子改造でさえ、デザイナー・ベイビーという呼称を見ればわかるとおり、人間を「物」のごとく設計し制作していくことの思想的密輸入を基底とした。人間は「品種改良」の対象ではない[18]。

こうした思考のすりかえ、詭弁、短絡を見定めるのが現代版「仮象の論理学」である。それは、リチャード・ローティを模して言えば、いわば「文化政治学としての哲学（Philosophy as Cultural Politics）[19]」でもあった。

3　絶対戦争とわれわれの日常

ナチス親衛隊によるユダヤ人らの「工業的ジェノサイド」を目撃したハンナ・アレントは、第二次世界大戦後一〇年と経たないうちに核の〈絶対戦争〉を論じていたが[20]、われわれの現代世界をふりかえるに、人類が滅亡する地球破壊を何度でも実行できる量の核兵器がすでに生産され備蓄されている。この現代世界でグローバル・マネー資本とその傘下の軍事産業の利害が渦巻くという意味で疑似国際的な戦争ビジネスが歯止めなき「エスカレーション」に陥れば、核兵器と核発電所にあふれかえる現代世界で〈絶対戦争〉となる。人類はもちろん滅亡である[21]。

われわれがすでに生きた二〇一六年、「プラハ演説」でノーベル平和賞を受けたはずの元アメリカ合衆国大統領バラク・オバマが、実は一兆ドル規模でアメリカ合衆国の新たな核兵器更新計画を主導していた[22]。しかも、オバマ政権はクリントン政権よりも核ミサイル廃棄数が少ない。この現実は、核廃絶や核軍縮の美辞麗句で騒ぐ裏で核軍拡を行うトリックを教えているのかもしれない。

少なくとも、こうして政治・ビジネス・メディアが癒着するなかで展開されうるトリックの構造をわれわれは理解し、それにだまされず、核にまつわる諸問題を検討する必要がある。ワイマール共和国とナチス親衛隊のドイツ第三帝国のあいだで善悪が反転したことを知るアレントなら[23]、そうした癒着のインナーとして核発電所や核兵器に反対する善人面にも、表裏の「ハード・パワー・ゲーム」への没頭にも、だまされないはずである。

われわれの現実にあって政治的有効性をもつのは、「スマート・パワー・ゲーム」の「リアリズム」にのっとり[24]、世界全体の核バランスを見すえ、核使用の突発的危機を阻止しながら、長期的に安定した核管理を行うことであろう。

おわりに

『ナウシカ』の虚構世界がわれわれの現実的思考を触発するのは、われわれの現実世界にはすでに核の〈絶対戦争〉の可能性がはらまれているからであり、しかも、ナウシカは虚構上の人造人間であったとはいえ、同時に人格的存在でもあったからである。ただ、このように言って違和感が残るのは、すでに地球全体の核的汚染がなされたという虚構の前提から、「人間とは何か」という問いの妥当領域が「人造人間の制作ありき」で拡大されていたからである。それゆえ、映画と漫画の『ナウシカ』は解釈に多大な慎重さを要する作品だと言える。

現実に生きるわれわれが最優先で論じるべきは、人間の遺伝子改造や強いウェットA Lifeの制作ではない。環境汚染をとめて改善することであり、成果主義が成り立ちえない基礎研究として、核物質を無害化する技術を開発することではないだろうか（cf. 野家 2014, 34f.）。

注

（1）Clausewitz 1994, 9（邦訳 24）。クラウゼヴィッツは『戦争論』で「ナポレオン戦争」を「絶対戦争」の概念モデルとみなしていた。
（2）この事情は、クリス・グレイによるクラインズへのインタビューに詳しい。Gray 1995, 43-53.
（3）白川静『新訂 字訓』（平凡社、二〇〇七年）の「いき」、「いく」の項目（pp. 59-62）、白川『新訂 字統』（平凡社、二〇〇七年）の「【息】」の項目（p. 573f.）を参照。
（4）*Liddell and Scott's Greek-English Lexicon*, p. 566.
（5）本章では、完成図を「制作」の「目的」とする「技術知」の構造は、アリストテレスから現代の科学技術に至るまで維持されていると考える。
（6）アリストテレスとプラトンの著作はOxford Classical Textsをもちい、参照指示はラテン語タイトルをもちいて文中に示す。『ニコマコス倫理学』は略号*EN*で示す。
（7）映画のスライムと物理的接触がない状況で架空のスライムを想像的に怖がる観客の「生理的／心理的状態」をウォルトンは「半恐怖（quasi-fear）」と呼ぶ。Cf. Walton 1978, 6.
（8）映画版では、ナウシカから人造人間は「火の七日間」後、一〇〇〇年の月日を生きているという設定だった。
（9）映画版の内容はだいたいが漫画版第二巻途中までと重なる。漫画版は『月刊アニメージュ』の一九八二年二月号から連載され、映画版は一九八三年五月に製作が始まり、一九八四年三月一一日に公開された。漫画連載の終了は一九九四年三月号である。
（10）〈絶対戦争〉である「火の七日間」と「青き清浄の地」の再来は、環境倫理思想史をふりかえれば、「エコファシズム」に近しい。SF映画『サイレント・ランニング』のように、地球環境再生のためなら、現行の地球環境と人類は消滅していいという思考法である。この思考法は、ユダヤ国家の滅亡後、終末の到来によってキリスト者たちは救われると狂信する聖書原理主義のキリスト教シオニズムといかなる思想的影響関係にあるのかが問われよう。
（11）〈一と多〉の哲学的問題をふまえつつ、「生命」と「現象すること」の関係を明らかにした論考として、齋藤2014の第四章「生命の論理——西田幾多郎を手がかりに」と第五章「生命から自由へ——「現象すること」の原初的な形態」を参照。
（12）新ダーウィン主義にかんしては、佐藤2010, 226を参照。
（13）日本では「二〇〇一年六月に施行された「ヒトに関するクローン技術等の規制に関する法律」で、理由の如何を問わずヒトクローン個体の作製は禁止されている」（中辻編2001, 217）。
（14）「……命令の集合としてのアルゴリズムを一定の規則にもとづく記号列に置き換えて計算あるいは思考する理想機械」のこと（高橋2012, 37）。
（15）伊藤編2014の第七章「論文「計算機械と知能」」、p. 175を参照。
（16）生命を生命たらしめる諸契機を実験者が定義したうえで人工的に再現し、その諸契機が物理的にそろえば生命たりうるのか、このことを検証する循環的プロセスのなか、A Lifeの制作が試みられる（岡 *et al.* 2018, 4）。併せて松田2017, 160-163を参照。
（17）素材が「ハードウェア」ではなく「ウェットウェア」である（Searle 1984, 29）。
（18）鵜飼・大澤編2010「総説」と正田編2010「はじめに」を参照。
（19）Rorty 2007. ローティの場合、「文化政治としての哲学」である可能性が高いけれど、"Politics"はどちらにも訳しうる。本章はローティと異なり、政治的主張ではなく、「文化政治学としての哲学」という学的考察が必要だという立場であり、彼には与しない。

（20）Vgl. Arendt 1993, 26.「トロイア戦争」は有史最初の「絶滅戦争」とみなされた（a. a. O., 91）。

（21）持田・横地編 2017 の序章「多様な戦争をめぐる形而上学とプラグマティズム」を参照。

（22）*The Economist* の記事“Cruise Control”（January 23, 2016）を参照。

（23）横地 2015 の第五章「ナチス・ドイツの定言命法?」を参照。

（24）スマート・パワーと「文脈的知性」の関係については、拙稿「アメリカ公民権運動と新たな日常的共存——スマート・パワー概念のネガを確かめる」（持田・横地編 2017 所収）を参照。

参考文献

Arendt, H.（1993）*Was ist Poltik?, Fragmente aus dem Nachlaß*, herausgegeben von Ursula Ludz, Piper.

Clausewitz, C. v.（1994）*Vom Kriege*, Reclam, Nr. 9961.（クラウゼヴィッツ（2001）『戦争論　上』清水多吉訳、中公文庫）

Clynes, M. E. & Kline, N. S.（1960）“Cyborgs and space”, *Astronautics*, Vol. 5, No. 9.

Gray, C. H.（1995）“An Interview with Manfred Clynes”, *The Cyborg Handbook*, ed. by Gray, C. H., Routledge.

Heidegger, M.（1924/25）*Plato: Sophistes*, GA19, V. Klostermann.

Lenoir, T.（1989）*The Strategy of Life: Teleology and Mechanics in 19th Century German Biology*, University of Chicago Press.

Lorenz, K.（1941）“Kant's Lehre vom Apriorischen im Lichte gegenwärtiger Biologie”, *Blätter für Deutsche Philosophie*, 15.

Lovelock, J.（2000）*Gaia: The Practical Science of Planetary Medicine*, Gaia Books Ltd.

Rorty, R.（2007）*Philosophy as Cultural Politics: Philosophical Papers*, Cambridge University Press.

Schrödinger, E.（1944/1967）*What is Life*, Cambridge University Press.（シュレーディンガー（2008）『生命とは何か——物理的にみた生細胞』岡小天・鎮目恭夫訳、岩波文庫）

Searle, J. R.（1980）“Minds, brains and programs”, *Behavioral and Brain Sciences*, Vol. 3, No. 3.

Searle, J. R.（1984）*Minds, Brains and Science: the 1984 Reith Lectures*, British Broadcasting Corporation.

Walton, K. L.（1978）“Fearing Fiction”, *Journal of Philosophy*, Vol. 75, No. 1.

アシモフ、I.（2010）『化学の歴史』玉虫文一・竹内敬人訳、ちくま学芸文庫

伊藤和行編（2014）『コンピュータ理論の起源［第一巻］チューリング』佐野勝彦・杉本舞訳・解説、近代科学社

今道友信（1990）『エコエティカ』講談社学術文庫

鵜飼保雄・大澤良編（2010）『品種改良の世界史——家畜編』悠書館
岡瑞起、池上高志、ドミニク・チェン、青木竜太、丸山典宏（2018）『作って動かすA Life——実装を通した人工生命モデル理論入門』オライリー・ジャパン
小松美彦（1996）『死は共鳴する——脳死・臓器移植の深みへ』勁草書房
斎藤慶典（2014）『生命と自由——現象学、生命科学、そして形而上学』東京大学出版会
佐藤康邦（2010）『哲学史における生命概念』放送大学
正田陽一編（2010）『品種改良の世界史——家畜編』悠書館
高橋昌一郎（2012）「アラン・チューリング「計算機械と知性」訳者解題」『現代思想』総特集チューリング、第四〇巻第一四号、青土社
Davidovits, P.（2015）『生物学と医学のための物理学 原著第四版』吉村建二郎編、曽我部正博訳、共立出版
中辻憲夫編（2001）『幹細胞・クローン研究プロトコール——再生医学をめざした幹細胞の分離・培養・分化制御から再プログラム化の研究まで』実験医学別冊、羊土社
中村禎里（2013）『生物学の歴史』ちくま学芸文庫
野家啓一（1993）『無根拠からの出発』勁草書房
野家啓一（2005）『物語の哲学』岩波現代文庫
野家啓一（2014）「既視感（déjà vu）の行方」『現代思想』特集＝科学者：科学技術のポリティカルエコノミー、第四二巻第一二号（二〇一四年八月）、青土社
フォン・ノイマン、J.（2011）『計算機と脳』柴田裕之訳、ちくま学芸文庫
松田雄馬（2017）『人工知能の哲学——生命から紐解く知能の謎』東海大学出版部
宮崎駿（1994）『風の谷のナウシカ7』徳間書店
宮崎駿（2003）『風の谷のナウシカ』（DVD）ブエナビスタ・ホーム・エンターテイメント
持田睦・横地徳広編著（2017）『戦うことに意味はあるのか——倫理学的横断への試み』弘前大学出版会
横地徳広（2015）『超越のエチカ——ハイデガー・世界戦争・レヴィナス』ぷねうま舎
横地徳広（2018）「映画『ブレードランナー』の生命倫理学——虚実のあいだで詭弁を見定める」『フィルカル』第三巻第一号、ミュー
横地徳広（2019）「ハイデガー・ウォルトン・アリストテレス——虚実とアスペクト知覚の諸問題」『フィルカル』第四巻第一号、ミュー

第9章

食べること、人間であること、生き残ること

——『ソイレント・グリーン』を手がかりに

吉川　孝

はじめに

『ソイレント・グリーン』（リチャード・フライシャー監督）は一九七三年に製作されており、二〇二二年という近未来のニューヨークが舞台となっている。地球の温暖化によって生態系が大きく破壊され、これまで地球上に生息していた生物は絶滅の危機に瀕している。その一方で、人口が爆発的に増加し、ニューヨークシティだけで四〇〇〇万人が生活している。未曾有の食糧難が生じており、野菜、果物、肉などの生鮮食品は一部の富裕層にしか手に入らない。水を自由に使うのもごくかぎられた人たちである。こうしたなかで、ソイレント社は人工食料を製作して、莫大な利益をあげている。「ソイレント・グリーン」は火曜日に配給される貴重なタンパク源であり、その配給には行列もでき、製品が行き渡らない場合には暴動も発生する。

この映画からは、さまざまな倫理学の問題を読み取ることができる。食糧難の地球においては、かぎられた食糧資源の配分という問題が深刻化している。富裕層が生鮮食品を独占して、一般の人々は人工食料の配給に依存している

状況は、正当だろうか。また、そのような社会では貧富の差が拡大しており、一部の女性は「家具」として富裕層の男性の道具となって生きている。ここから女性の人権や労働をめぐる問題を考察することもできる。しかし、本章で注目したいのは別の問題である。ここから以後、映画のストーリー、とりわけその結末について語るため、「ネタばれ」になることをあらかじめお断りしておく。作品の見事なオチの魅力を味わいたい方は、まずは映画を観たうえで、本章を読み進めていただきたい。

1 食べること——合理的思考をめぐって

本章が扱うのは、人間であること（being human）をめぐる問題である。私たちは人間である。私たちが人間であるということは、どのような意味をもつのだろうか。そこには何か特別の価値があるのだろうか。そのような価値を道徳上の思考に反映させて、人間のみを特別な仕方で道徳的な配慮の対象とすることは、人間以外の生物種に対する差別につながる可能性が指摘される。このような「種差別（speciesism）」というトピックは、ピーター・シンガーなどによって広められ、現代倫理学の大きな争点になっている。『ソイレント・グリーン』でも、人間であることの重要性が問われている。ソイレント社の人工食料ソイレント・グリーンは、貴重な栄養源である。しかし、ソイレント社の幹部（ジョゼフ・コットン）の殺人事件を調査していた刑事ソーン（チャールトン・ヘストン）は、ある驚愕の真実を突き止める。それは、映画のラストシーンで述べられるように、「ソイレント・グリーンの原料は人間だ」というものである（フライシャー 2003）。この映画は、単に食料資源の配分のみならず、人肉食という問題を考えるよう促している。人間を食べることは許されるのだろうか。(1)

映画の状況設定において興味深いのは、ソイレント・グリーンの製造や消費にそれなりの合理性があるように見える点である。いくつかの条件さえ整えば、私たちが人間を食べることも許されるかもしれない。1．温暖化の影響で

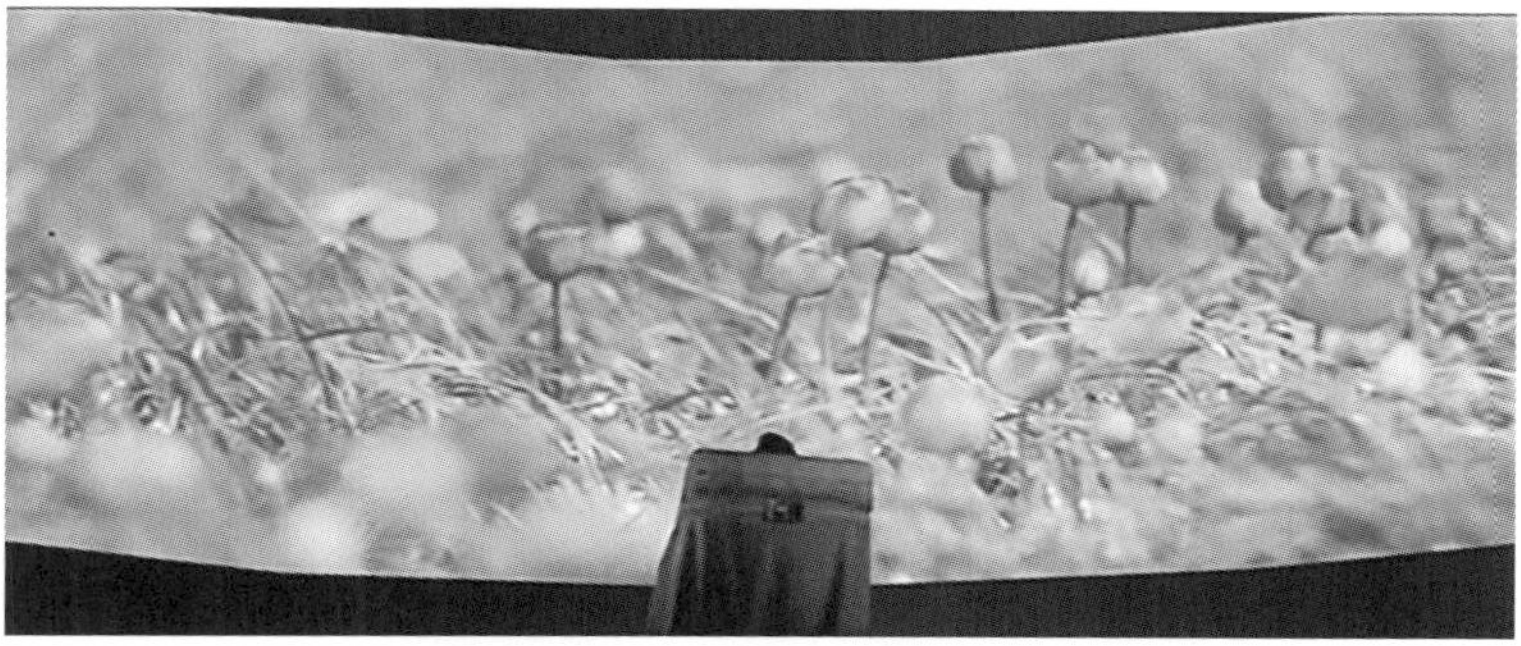

図９－１　美しい地球の風景の映像を観ながらの安楽死（フライシャー 2003）
椅子に座っているソル（手前中央）が、大画面のスクリーンを見上げている。

家畜や農作物などを育成できず、ひどい食料難に陥っている。何らかの栄養を確保できなければ、多くの人たちの生命や健康に害が及ぶことになる。２．人間を殺害して、その肉を食料にするわけではない。あくまでも、自然死や安楽死などによって、すでに死亡した人の肉が材料になる。３．ソイレント・グリーンの原材料は、一部の人しか知りえない重い秘密になっている。したがって、人肉食の恐怖が社会に蔓延するわけではない。これらの条件のもとでは、ソイレント・グリーンを食べる正当性やそうせざるをえない必然性が認められるかもしれない。映画はそのように思考する可能性を示唆している。

ここで問うてみたいのは、功利主義であれば、こうした状況についてどのように考えるのかということである。というのも、功利主義の基本的発想によれば、個体が快楽や苦痛を感じる能力に根ざして「最大多数の最大幸福」を実現することを道徳的な善とみなすからである。一見すると、功利主義はソイレント・グリーンの状況を吟味したうえで肯定するかもしれない。

ソイレント・グリーンを食料とする社会は、人間の苦痛の除去にかなりの配慮をしているようである。材料はあくまでも死体であって、それを入手する方法も、精巧に仕組まれた装置による安楽死が主要なものである。主人公ソーンの年老いた友人のソル（エドワード・Ｇ・ロビンソン）は、「ホーム」と呼ばれる施設に行って、安楽死を遂げようとする。そこでの安楽死のプロセスは、彼の好みの色の照明に彩られ、彼の愛好する音楽を聞きながら、美しかったかつての地球の自然の映像を鑑賞しながら進められる（図９－１）。

ソルも思わず「美しい」と言葉を漏らして死んでいく。ソルの安楽死は、彼の内面的な経験という観点からすれば、安らぎや快楽をもたらすものであって、大きな苦痛があるわけではない[2]。安楽死のみならず、死体の処理や加工のプロセス、流通、消費のあらゆる段階において、ソイレント・グリーンが人々に苦痛をもたらすことはない。

したがって、シンプルな功利主義の基本的発想からは、この映画の状況を批判する必要はないことになるだろう。もちろん、このことは、功利主義が一般的に人肉食を許容することを意味するわけではない。功利主義は単純に快楽と苦痛にのみ着目するわけではないバージョンへと発展している。映画の設定では、人肉が原材料であることは消費者にも知られていないが、このことが発覚するリスクを顧慮できるはずである。原材料が知られた場合の社会不安やそれがもたらす社会へのダメージという点において、功利主義の観点からも、ソイレント・グリーンを許容できない可能性もあるだろう。しかしながら、ここで重要なのは、最大多数の最大幸福という基準から、何らかの条件のもとでは人肉食を許容するという思考の方向性である。結論はどうであれ、そのように思考し、人肉食の正当化を検討するとき、そこにはあくまでも可能性としてではあっても、人肉食を正当化することが一度は思い描かれている。そこでは、思考する者自身が人間であるという事実に特別な重みはなく、あたかも何者でもない者が公平な観察者として上空から人間を見下ろすかのように思考されている。

人肉ではなく動物を食べることをめぐる倫理に目を向けてみよう。功利主義を中心とする現代倫理学において、食肉をめぐる議論の蓄積があるのは周知の通りである。私たち人間が通常の生活で食べている哺乳類や鳥類は、痛覚をもっており、苦痛を感じることができる。私たちの食生活が動物に苦痛を与えるのであれば、「最大多数の最大幸福」という観点から、そのような生活は改善されるべきである。とりわけ、工場畜産における飼育状況は、動物のストレスや苦痛を増長している。ドキュメンタリー映画『ありあまるごちそう』（エルヴィン・ヴァーゲンホーファー監督、二〇〇五年）では、ニワトリの肉が生産されるプロセスが描かれている。多くのヒヨコが一箇所に押し込められ、育てられる映像は、かなりの衝撃がある。現代の功利主義の論客ピーター・シンガーは、このような工場畜産の飼育状況を動物の感じる苦痛ゆえに批判し、ベジタリアン的生き方の必要性を提唱する（シンガー 2011）。こうした「動物解放論」の立場からすれば、人間という生物種の利益を不当に優先するかたちで食肉を続けることは、「種差別」にほかならない。(3) 人間とニワトリの痛覚という能力が同じであるならば、両者の取り扱いも同じにしなければならない。こうした論点から『ソイレント・グリーン』を検討するならば、目下の状況設定には問題がないとしても、いつしか人を飼育して工場畜産を通じて人肉を生産するようになれば、その状況は批判されるべきであろう。映画の最後でも、ソーンは「人肉が食料になれば次は食料人間の飼育だ」と言いのこし、食用の人肉が工場畜産という形で生産される可能性に警告を発している(4)（フライシャー 2003）。

動物や人間を食べることをめぐって、屠殺や飼育における苦痛という観点からその是非を考察することは、ある種の倫理学的思考の特徴と言える。しかし、そのような思考は、人間と動物を同じ土俵に並べ、両者の扱いを等しくすることを厭わない。こうしたことから、ある種の能力を欠いた人間と動物とを等しく扱うことや、食糧難において人間を食べることが、当然のように検討されることになる。苦痛を感じる能力をもっている者という点において、人間とある種の動物とが対等であるならば、それらをどのように扱うべきなのか。苦痛を感じない状況のもとではどのような生物でも、殺すことや食べることが許されるのだろうか。

2　人間であること――この私たちの生活形式

このような方向性をもつ思考は、場合によっては、何らかの条件のもとで人間を食べることをも正当化するかもしれない。しかし、そうしたことに何らかの違和や反発を感じる人もいるだろう。確かに、合理的思考は、私たちの日常の感覚や直観を追認するわけではなく、それらを批判し、改善を求めることもある。私たちの自然な感情から暗黙の差別意識のようなものが抉り出されることさえあるだろう。しかし、そうした思考が人間を食べてもかまわないとまで言い切れば、何か大切なものを見失っているようにも思われる。そもそも私たちが人間であることには比類のない重要性があって、極限状況においても躊躇いなく人を食べてもよいわけではないし、そのような可能性を考えることすら何らかの戸惑いが生じるかもしれない。

合理的思考は理由や根拠を求めて、私たちの信念やそれに依拠した行為を正当化しようとする。しかし、そうした合理性ではうまく理解できない規範があって、それが私たちの生活にとって大きな意味をもっている。私たちが人を食べない、あるいは食べるべきではないというのは、人の能力などに着目して、そこから正当化したり、理由づけたりするようなことなのだろうか。もしもそうだとするならば、人がそのような能力を失えば、食べてもよいことになると考えられそうだが、本当にそうなのだろうか(5)。

コーラ・ダイアモンドは、「私たちは死者を食べない」という事実に着目したうえで、動物解放論への批判を展開しており、傾聴に値するように思われる(6)。

> 私たちは、交通事故や雷に打たれて死んだ人間の肉がたとえ極上であったとしても、死者を食べない。死者を食べることがあるとすれば、極めて切迫した必要性があるときか、何か特別な儀式のためだろうし、そのような極めて切迫した必要性があるような場合においてすら、人間の肉を食べることには非常に激しい抵抗感がある。私たちは、切断した手足すら食べようとしない。（ダイアモンド 2013, 129）

ある種の動物解放論者は、動物に苦痛を与えることを批判するが、苦痛を与えることなく食べることを認めないわけではない。場合によっては、苦痛なく飼育や屠殺された動物や自然に死んだ動物の肉を食べることは許容されるだろう。こうした論点を人間の場合にも当てはめるならば、人間に苦痛を与えつつ殺して食べることと死んだ人間の肉を食べることとは、それぞれ異なった行為である。前者は許されないが、後者はただの食肉として許容されるかもしれない。確かに、ある種の合理性の枠内においてそのように考えることもあるだろう。しかし、私たちが人間を食べないのは、人間の苦痛への配慮や能力の尊重ゆえではなく、人間がそもそも「食べ物」ではないからである。人間はそれが死んでいるのか、生きているのか、痛覚や思考能力を有するか否かにかかわりなく、そもそも食べ物ではない。だから私たちは死んだ人間を食べないし、食べるべきではない。[7] このような規範に注目することではじめて、食べることをめぐる私たちの倫理は、地に足のついた思考を展開できる。

> 菜食主義者の議論は、異なった取り扱いを正当化するにあたり、問題となる動物の持つ能力に訴えかける以外の方法を持ち合わせていない。それが菜食主義者の議論の底の浅さなのである。(*Ibid.*, 131)

ある生物が苦痛を感じる能力、思考能力、発話能力などを持つかどうかなど、個体や種の能力に着目する思考は、きわめて明快であり、基準を設定するという点において優れている。しかしながら、そのような明確な基準の設定の末に、ある種の状況のなかでは人間を食べてもよいと結論づけるのであれば、そうした思考は、「人間の生の重要性への攻撃」をしているかもしれない。私たちが人間であるということは、能力の有無などとは別に何か特別な意味をもっていて、このことが倫理学的思考にとっても大きな役割を果たしうる。「人間と動物の間には、「種族主義［＝種差別主義］」とか平等とか、そういったものを超えた違いがあり、その違いが菜食主義者の議論では見逃されているのである(*Ibid.*, 130)。

このような違いは、食べるという論点以外にも、例えば、死者への態度などにも及ぶだろう。ある宗教の信者にとって、遺体を焼くことは、殺人にも匹敵する悪事かもしれない。こうした場面では、人間であることの重要性が、死者に対する私たちの行動や態度にとって決定的な意味をもっている。もっとも、こうした人間の重要性を指摘することは、他の生物種に対して人間という生物種を優遇することを意味するわけではない。私たちは、死者を埋葬する生活をしており、そのなかで動物とさまざまな関係を築いている。私たちはそうした生活に根ざして、ある種の動物を食べてはならない、苦しめてはならないなどの規範に従うこともある。ダイアモンドが指摘するように、「ペット」と呼ばれる動物もまた人間の「同胞」であって、食べ物ではない(8)（*Ibid*., 139）。それを食べたときには、もはやその動物はペットではなかったということになるだろう。ペットはただの獣や家畜とは異なって、人間と同じように埋葬されて、私たちが墓参りをすることもある。

このような倫理は、つまり人間の生の重要性やそこに根ざした動物との関わり方をめぐる倫理は、いったい何を意味しているのだろうか。この倫理は、私たちの日常の人間理解に根ざして、人間はその意味からして食べ物ではないと指摘する。ペットもまた同様であり、私たちの日常の理解からして食べ物ではないし、私たちはそのように振る舞っている。このような場面を理解するために、ウィトゲンシュタインの「生活形式」という発想を手掛かりにできるだろう（ウィトゲンシュタイン 1978）。私たち人間やペットをそのように扱っている生活形式のなかで私たちが生きているという事実がある。こうした生活形式のなかで私たちの感受性も育まれており、そのような感受性とともに道徳規範が成立している。このような道徳は、理由を挙げて正当化する以前に、私たちの実践のなかにすでに浸透しており、実際にさまざまな行為を導いており、そうした行為のなかで表現されている。

このような生活形式という論点は、場合によっては、次のような可能性の検討を迫られることになる。藤子不二雄のＳＦ短編漫画「ミノタウロスの皿」（『ビッグコミック』一九六九年）（藤子 1995. cf. 永井 2009）は、まさに何かを食べる生活形式をめぐる問題を提起している。作品の舞台は地球とは異なる惑星（イノックス星）であり、そこでは支配階級の「ズン類」が文明を築いている。ズン類の姿は（地球上の）牛に似ているが、人間のような知性を持っている。このズン類は支配階級としてその他の動物を食べるものと見なされている。この惑星には「ウス」と呼ばれる生物が生存し、その姿は（地球上の）人間にそっくりである。ウスが食べるものは「エサ」と呼ばれている。ウスは食べられる種であり、ズン類に食されることを受け入れている。まさにここでは、人類そっくりの生物が食べられるような生活形式が成立しており、そのなかで「食べ物」「エサ」「残虐」などの言語使用がなされている。

この生活形式は、地球上の私たちの生活形式と類似しており、言語の使用についてもかなりの部分で重なっている。しかし、「食べ物」などの指示対象は異なっており、地球上で「人間」と呼ばれる生物が食べられており、しかもそのことはとくに「残虐」ではなく、大きな問題にならない。[9]「有史以来5千年　食べる者　食べられる者　身分について　疑問を　もたれた例は　かつて　なかった」（藤子 1995, 111）のである。このＳＦ漫画の傑作は、生活形式に依拠した倫理のもつ重みや問題点を見事に抉りだしている。私たちの日常の倫理は、生活形式に根ざし、実践に浸透しているものであって、こうした事実性のもつ重みを無視できない。と同時に、それがあくまでもたまたまそうであるという事実でしかないのであれば、それとは別様の可能性も開かれている。[10]このように別の生活形式の可能性が思い描かれるのであれば、そこからさらに二つの生活形式を比較したり、一方の生活形式に関わる信念を正当化したり、現在の生活形式を別の生活形式に変革したりすることも検討されるだろう。ここでは正当化の問題が生じており、この生活形式に関わる信念は正当なのだろうか、それとも別のよりよい生活形式への変革が求められているのかが問われるだろう。

3　生き残ること——葛藤のなかの倫理

しかしながら、生活形式をめぐる議論をこのような水準において展開するならば、ダイアモンドによって提起された「人間の生の重要性」という論点の核心を捉え損なってしまう。「人間」ということで念頭に置かれているのは、地球上での他の生物種と比較される一つの生物種としての人間ではないし、ＳＦ的想像力や思考実験によって想定される地球外の生命体をも含めた生物のうちの一つとしての人間でもない（Diamond 1991）。人間の生の重要性というのは、そのような比較のなかの一つの生物種の優位のことではなく、私たちが現にそうであるような者の生が、現にそうであるがゆえに私たちにとって比類なさをもっているという意味であり、そのように解釈することが倫理学的思考においてもきわめて重要である。「私たちが現にそうであるような者」を言い表すためには、人間という言葉（他の生物との比較を含意する）を用いないほうがいいのかもしれない。このような問いに向き合いながら、周知のように、ハイデガーは「人間」という言葉を避けて、「現存在（Dasein）」という独特の言い回しを用いている。現存在は、この私たちが現にそうであるような者であって、この私たちが動物に出会い、食べたり、飼ったりして、私たちの生を営んでいる。ハイデガーにとって、動物をめぐる問題は、現存在がこの世界のなかに存在するということを起点にしてしか考察できないものであった。彼は「いかなる仕方で動物の動物性……がわれわれにとって接近可能なものになるのか」をめぐる「方法上の困難」に敏感であった（ハイデガー 1998, 265）。

> われわれがみずからを動物に移し置く以外にはどうしようもない。しかし、そうするとわれわれは動物の存在をわれわれの側から解釈するという危険を冒すことになりはしないか。（*Ibid.*, 295）

私たちが動物の心を理解する場合にも、私たちの心を起点にして、それとの違いを手掛かりに理解するしかない（cf. 吉川 2016, 2017a）。また、動物にどのように接するべきかを考察する際も、私たちが実際に動物に接している場面を起点にするしかない。動物を殺し、食べることが自明視されていることもあれば、そのことの是非を論じて、動物を愛護するような社会の変革が行われることもある。そうしたすべての営みが私たちの営みであり、この私たちの営みを起点にして、食べ物とそうでないものとを暗黙裡に区別したり、その区別の合理性を再検討したり、正当化したりしている。倫理学的思考やそれに根ざす行為というのは、私たちの生の事実性を出発点にせざるをえない。(11)

……この世界のなかに、私たちの生のなかに、私たち（つまり人びと）と動物がいる。不思議なことに私たちは彼らに似ているし、不思議なことに私たちは彼らに似てはいない。私たちは——これまでの人びとがつねにそうであったように——この奇妙な関係に、私たちと彼らに、深い関心をいだいている。(Diamond 1991b, 44)

あらためて注意すべきは、人間であることの道徳的な重要性は、何らかの生物種の優位(その意味での人間中心主義)に立脚しているわけではない点である。確かに、あくまでも何らかの生物学的事実などに即して生物種のあいだの相違を踏まえた上で、それぞれの種の繁栄という観点から生物ごとの対応の相違を規範にできるかもしれない。アリストテレス的と呼ばれうるそのような発想は、動物倫理としても有力な立場であるだろう。[12] しかしながら、人間の生の重要性というのは、特定の生物種としての人間の優位性ではなく、思考の営みの不可避の出発点としての、この私たちの経験する生の事実上の先行性のことを意味している。[13] ポイントは、倫理学的思考をおこなう者がたまたまこの私たち人間であって、ここからしか道徳的配慮が始まらないという点にある。人間とイルカとを平等に扱うべきという主張がなされ、これまでのイルカ漁やイルカショーが批判され、それらを止めることがあったとしても、それはこの私たち人間の生の重要性が相対化されたわけではない。そうした思考や行動は、私たちの生を起点に行われ、私たち(自分や自分たち)の従来の考えや行動が、まさに多くの代償を払って、多くの軋轢を生みながら改められる。

私たち人間の生の重要性や私たちの生活形式に根ざして倫理学的に思考するとき、この私たちが生きるのとは別の時空において人を食べる生活形式を思考実験などによって想定することに重要な意味があるわけではない。むしろ、この私たちが人を食べ物と見なしていない事実に依拠して、人間やその他の動物との関わりのなかで、私たちが何かを食べることを問う必要がある。ここで私たちが考えるべき最も深刻な問題は、私たちのこの生の状況のなかで人を食べざるをえない場合があることであろう(あるいは、私たちが人を食べる者たちに出会ったときに彼らとどのような関係を築くべきなのかということでもあろう)。この私たちの生活形式のなかで、この私たちが私たち自身を食べる経験をせざるをえない。そのようなことは倫理学的にどのように理解すればいいのだろうか。

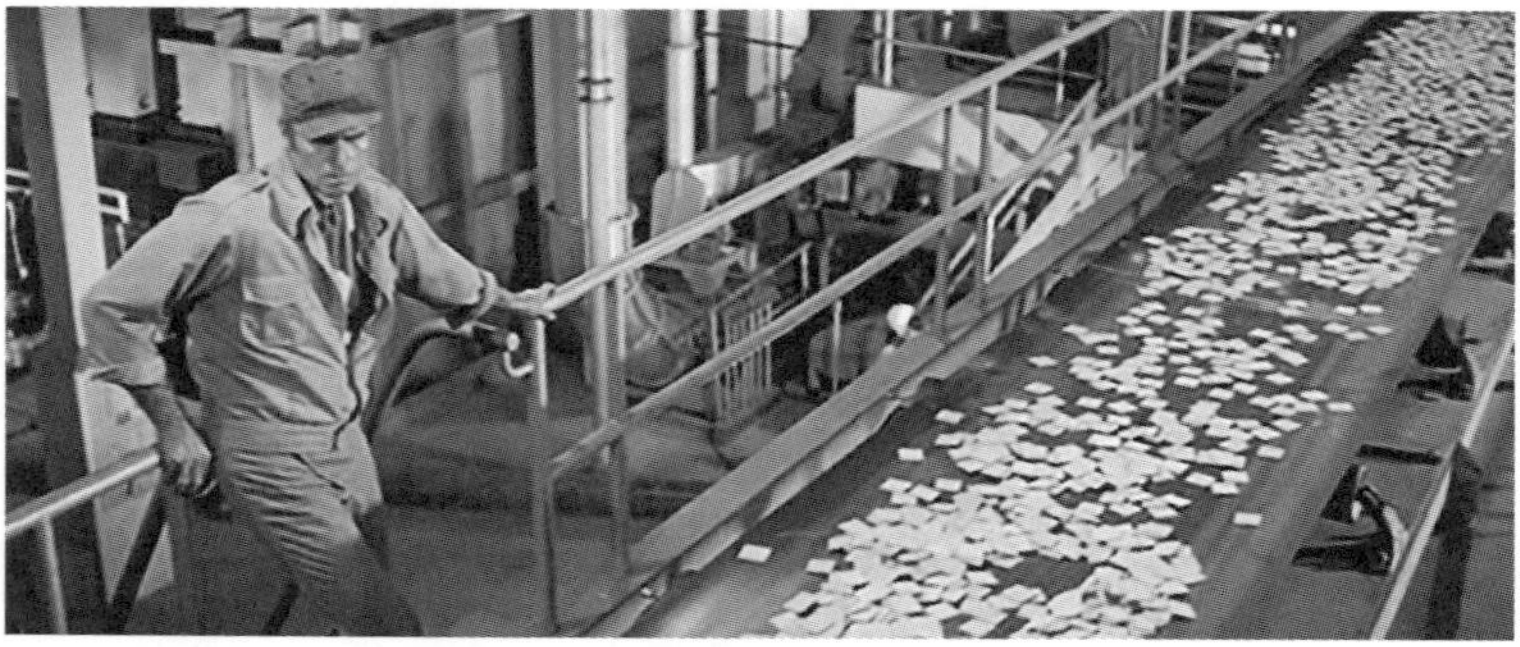

図9–2　ソイレント・グリーン工場の秘密をつきとめた刑事ソーン（フライシャー 2003）

『ソイレント・グリーン』は近未来の食糧難を描くことで、ある意味ではそうした問題を提起していた。しかし、食肉を描いた場面はなく、人肉を原材料とする固形状の人工食料の製造というかたちで間接的に描かれている（図9–2）。ここでは、より直接的に、私たちが人を食べざるをえない場面を考察してみよう。しばしば、食料が手に入らない極限状況のなかで、人肉食が生じており、さまざまな映画の題材になっている。ここでは、『白鯨との闘い』（ロン・ハワード監督、二〇一五年）を取り上げよう。これはハーマン・メルヴィルが『白鯨』を執筆することめぐる物語であり、捕鯨船の船員たちのモビー・ディックとの闘いの裏側のエピソードが描かれている。映画の後半、巨大鯨との闘いによって捕鯨船は破損して、船員たちは何艘かの小型ボートでの太平洋の漂流を余儀なくされる。食料はかぎられており、やがて尽きてしまう。船員たちが生き残るためには、人肉を食べざるをえない。あるボートでは船員が病死したことにより、一等航海士（クリス・ヘムズワース）の指導のもと、遺体を食べる決断をする。船長（ベンジャミン・ウォーカー）が乗った別のボートでは、くじ引きで食用となる人間を選びだす。飢餓と脱水症状に見舞われ、船員たちの判断力もかなり鈍っているなかで、彼らは生き残るために仲間の死体を食べることになる。

こうした場面においても、人を食べることは、この私たちの生の重要性を損なうような行為であることに変わりはない。つまり、船員たちは自らが生き残るために、この私たちの生活形式に浸透している根本規範を侵さざるをえない。このとき、人肉食の禁止という規範は、議論のうえでその正当性を否定されたわけでも、実践のうえで軽んじられたわけでもない。人を食べることに正当な理由が与えられたわけではなく、人肉食はあくまでもその社会を支える規範によって禁じられたままである。むしろ、ただやむをえない、そうせざるをえない、避けるべきであるがそうするしかないのである。そのような文脈において、その行為は「仕方ない」とされて、かろうじて「許される」かもしれない。

映画は、はじめて航海をした若き少年水夫だった人物の壮年期の回想というかたちで進んでいる。その少年も仲間の肉を食べることでどうにか生き永らえた。彼は結婚後も家族にそのことを語らずに、深く恥じて生きていて、作家メルヴィルのインタビューにはじめて重い口を開く。人肉食をした者は、自己嫌悪や羞恥心に苛まれつづける。人を食べるべきではないという人間社会の根本規範に違反したのであるから、その行為者はある意味では食べた相手のみならず、自らの人間性をも貶めることをした。人として恥ずかしいし、そのことが知られれば、社会から大きな非難を浴びて、軽蔑の眼差しも向けられる。しかしながら、数ヶ月にわたって大海を漂流する小舟のうえで自然の脅威と闘いながら、なおかつ生きようという強い意志をもちつづけ、故郷に生還したことは、ある意味で讃えられるべきである。そこには人並み外れた勇気や強さが見いだされる。夫がメルヴィルへ告白するのを密かに聞いていた妻は、「(過去を告げられてもあなたを) 愛する」「その時の強さが今も生き続けている」と言う(ハワード 2016)。こうした意味において、人を食べてまで生き残ることは、許されるどころか讃えられるべきことでもあるだろう[14]。

しかし、それは決して正当化されるわけではなく、だからこそ行為者は深い苦悩や後悔を抱えたまま生きることになる[15]。ここでは、羞恥、自己嫌悪、苦悩、後悔などの感情を抱えることがその行為者の人としてのまともさを示している[16]。仕方なくその社会の規範に反してしまいながら、それゆえに負の感情を抱くときに、その行為者のまともさが見いだされる。人を食べるということは、このような行為者の葛藤という水準において吟味されるべき問題である。私たちは自らをこの世界の悪事から切り離して、正しさのなかに安んじるのではなく、自らの生きる状況のゆえに不当なことに加担せざるをえないかもしれない可能性を踏まえる必要がある。確固とした規範から逸脱せざるをえない場面においてなおも語られるべきなのは、葛藤することの倫理性でしかないだろう。

おわりに

そのような行為者のかかえる内的な葛藤は、その社会の日常の規範に従っている人からは理解されにくい。同じく極限状況での人肉食を描いた映画『ひかりごけ』[17]（熊井啓監督、一九九二年）の主人公の船長（三國連太郎）は、裁判において、人肉食を厳しく問い詰める検事（井川比佐志）に対して「私は我慢をしてるんです」「裁判というものが私とは無関係に思えるんです」と言い放つ（熊井 2017）。さらに検事に人肉食の経験を問いかけて、「検事さんに裁かれても、裁かれた気にならない」ので「人の肉さ食べた者か、人に自分の肉さ食べられてしまった者に裁かれたい」と主張する。自らが住まう現実の社会の規範から逸脱してしまった者は、周囲の無理解ゆえに自らの内面に苦悩を抱え込んでしまう。「検事さん、ご自分の経験しないことをいろいろと想像されることは、よくないことではなかんべか」（*Ibid.*）という台詞は、痛みなどの他人の心の状態の共有を前提とする倫理学的思考にも警鐘を発しているようである。被害者やその家族と文脈もなく怒りを共有したり、極限の飢えを体験してもいないのに人肉食を非難したりするのは、他人の心の理解しえなさに対して鈍感なのかもしれない。痛みの理解しえなさに根ざす倫理学がここで求められている。

人肉食をした者の苦悩は、周囲から理解されないかもしれないが、にもかかわらず当人が倫理的であることの証しとなりうるものである。こうした葛藤の倫理性は、人肉食という極端な事例にのみ見いだされるものではない。ダイアモンドは、動物を食べることをめぐっても、そのような葛藤の生じる可能性に目を向けている（ダイアモンド 2010）。J・M・クッツェーの「動物のいのち」と題する講演は、作家エリザベス・コステロによる講演とそれに応じる学者や家族の姿を描いた小説になっている（クッツェー 2003）。エリザベスは、自らが動物を食べることに心の痛みを感じている。この痛みは、哲学の議論の俎上には乗りにくいが、倫理学的思考にとって大きな意味をもっている。動物を食べることをめぐって、その是非をめぐる議論を展開した点ではなく、一人の人物の苦悩を明るみにだした点で、ダイアモンドはクッツェーの小説を評価している。そこでも、苦悩することは人としてのまともさを示しており、さらには既存の規範やある種の合理的思考への批判的機能を担っている（吉川 2017b）。

『ソイレント・グリーン』に戻ってみよう。そこでは、人を食べざるをえない状況が設定され、ある種の合理性をまといながら、人肉食が行われている。しかし、その状況はどこか異様なもの、不気味なものという印象をもって描かれている。それはおそらく、その世界には人を食べることをめぐる葛藤がほとんど見いだされないからであろう。(18) 倫理学的思考は、行為者の葛藤のもつ倫理性や批判的役割に目を向ける必要がある。

注

（1）一九六六年に出版されたハリイ・ハリスンの原作『人間がいっぱい』には、人肉食というモチーフはなく、「産児制限」の「緊急法案」（「赤ん坊殺しの法案」と呼ばれるもの）の成立をめぐって、人工妊娠中絶の議論がなされている（ハリスン 1986）。

（2）この映画の公開の翌年、一九七四年にロバート・ノージックの『アナーキー・国家・ユートピア』が出版されている。そこでの「経験機械」の思考実験は、快楽と苦痛を感じるだけの経験に依拠して幸福の増大を考慮する古典的な功利主義（快楽主義的功利主義）への批判になっている（ノージック 1995）。また、一九七三年には、ヴァーチャル・リアリティを題材にしたＳＦ映画の先駆的な傑作『あやつり糸の世界』（ライナー・ヴェルナー・ファスビンダー監督）が製作されている。

（3）こうした文脈では、しばしば工場畜産と奴隷制とが類比される。フライシャーの傑作『マンディンゴ』（一九七五年）は、奴隷制の時代の人々の日常を淡々と描いた作品である。

（4）初期のフライシャーの作品『ボディガード』（一九四八年）では、食肉工場で行われた犯罪が刑事によって明らかにされている。また、『強迫／ロープ殺人事件』（一九五九年）では、羊の生肉が犯罪と結び付けられている。

（5）個体の能力に応じた道徳的配慮の割り当てが、差別と同じ構造を持っている可能性が指摘されている（池田 2017; 浜野 2017）。

（6）ダイアモンドの現代倫理学上での位置づけや意義などは、古田（2013, 125）と佐藤（2017）を参照。現象学の文脈からダイアモンドに言及したものに、小手川（2015, 270-273）と吉川（2017b）がある。

（7）死者の一部を食べることは、常軌を逸した営みであり、『仁義の墓場』（深作欣二監督、一九七五年）では、そのような狂気を帯びた愛が描かれている。

（8）フライシャーの『ドリトル先生不思議な冒険』（一九六七年）には、同胞としての動物と会話するドリトルが描かれている。彼は仲間である動物を食べないが、本当は食肉を好んでおり、嫌々ながらの菜食主義者であると表明する。

（9）ただし、イノックス星においては、ズン類とウスとのあいだに言語的コミュニケーションが成立しており、ズン類は同じ生活形式においてコミュニケーションの成立する相手を食べている。

（10）永井均はこのような思考をマンガにおける哲学の可能性として評価しているように思われる（永井 2009）。

（11）ハイデガーにとっては人間から動物へと「移し置く」（ハイデガー 1998）ことが、ダイアモンドにとっては「想像すること」（Diamond 1991, 44）が、人間から動物に向かう思考の出発点になる。

（12）アリストテレスの動物哲学、現代の哲学的人間学、アリストテレス主義のヌスバウムはそうした発想の基盤を与えている（池田 2017, ヌスバウム 2012）。

（13）こうした出発点を方法に組み込むのが、現象学的哲学の特徴でもある（吉川 2017a）。真善美という規範が私たちの経験を介してしか正当に語りえないとする点で、現象学は経験の超越論性を主張しうる。

（14）極限状況のなかでは、通常の規範からは判定しがたいことが生じうる。厳しい戦場において悪辣な上官をもった部下という立場であれば、殺人や命令遵守をめぐる倫理規範は普段とは異なったかたちで機能するだろう。フライシャーの『ならず者部隊』（一九五六年）は、そうした状況下でも、私たちは友情を育んだり、自分の素質を開花させたりする可能性を描いている。

（15）ロザリンド・ハーストハウスは、徳倫理学の立場から、「悲劇的ジレンマ」について分析している（ハーストハウス 2014）。人肉を食べて生き残ることと食べずに死ぬこととをめぐる葛藤は、ジョージ秋山の漫画を原作とするアニメ映画『アシュラ』（さとうけいいち監督、二〇一二年）でも、「人肉を食べるなら、死んだほうがまし」（若狭の台詞）というかたちで主題になっている（さとう 2013）。

（16）バーナード・ウィリアムズは、後悔する行為者のまともさに注目している（Williams 1981）。

（17）原作の武田泰淳は「人間を殺すことと、人間の肉を食べること。この二つの行為が、どこかおのおの異った臭気を発散する」として、殺人と人肉食を比較考察し、後者の方により抵抗があることを明らかにする。さらに、「一、たんなる殺人。二、人肉を喰う目的でやる殺人。三、喰う目的でやった殺人のあと、人肉は食べない。四、喰う目的でやった殺人のあと、人肉を食べる。五、殺人はやらないで自然死の人肉を食べる」という四つの可能性が検討されている（武田 1992, 186）。

（18）『マンディンゴ』では、奴隷制を不正義として告発する視点をもった人物は登場せず、不正義を見いだすのは鑑賞者になる。『ソイレント・グリーン』の世界では、刑事ソーンのみが、ソイレント・グリーンの真実を暴き、その問題を告発している。古典的なサスペンス映画では、刑事（やジャーナリストや探偵）などの行為者の振る舞いを通じて、出来事の真相が明るみに出されるが、フライシャーも、さまざまな作品において刑事などにそのような役割を担わせている。『ボディガード』（一九四七年）、『静かについて来い』（一九四九年）、『札束無情』（一九五〇年）、『その女を殺せ』（一九五二年）などのＲＫＯ時代の作品はその典型であろう。後の代表作である『絞殺魔』（一九六八年）では、刑事が世界の出来事のみならず、連続殺人犯の隠れた人格をも明らかにする（『静かについて来い』でもその要素が見いだされる）。一九七〇年代の傑作『センチュリアン』（一九七二年）でも、パトロールする警官たちが夜の街の諸相を明らかにする。『ソイレント・グリーン』は、そのような意味において、ＳＦ映画であると同時に古典的なサスペンス映画である。しかも、刑事ソーンは、みずからが苦悩することにおいて、世界の真実のみならず道徳性までをも現象させる場になっている。この作品と『マンディンゴ』との比較は、道徳性の出現する場を考察する手がかりとなる。

参考文献

Diamond, C. (1991) "The Importance of Being Human", Cockburn, D. (ed.) *Human Beings*, Cambridge University Press.
Williams, B. (1981) "Moral Luck", *Moral Luck*, Cambridge University Press, pp. 20-39.
池田喬（2017）「反種差別主義 VS 種の合理的配慮——動物倫理への現象学的アプローチ」『倫理学論究』第四巻第二号、関西大学倫理学研究会、pp. 10-22
ウィトゲンシュタイン、L．（1978）『哲学探究』（ウィトゲンシュタイン全集８）、藤本隆志訳、大修館書店
クッツェー、J．M．（2003）「動物のいのち」『動物のいのち』森祐希子・尾関周二訳、大月書店
熊井啓（2017）『ひかりごけ』（ＤＶＤ）KADOKAWA
小手川正二郎（2015）『甦るレヴィナス——『全体性と無限』読解』水声社
さとうけいいち（2013）『アシュラ』（ＤＶＤ）バンダイビジュアル
佐藤岳詩（2017a）『メタ倫理学入門——道徳のそもそもを考える』勁草書房
佐藤岳詩（2017b）「Ｃ・ダイアモンドの分析的倫理学批判——分析対象としての倫理をめぐって」『現代思想　総特集＝分析哲学』青

土社、pp. 235-249
シンガー、P.（2011）『動物の解放　改訂版』戸田清訳、人文書院
ダイアモンド、C.（2010）「現実のむずかしさと哲学のむずかしさ」、コーラ・ダイアモンド、スタンリー・カヴェル、ジョン・マクダウェル、イアン・ハッキング、ケアリー・ウルフ『〈動物のいのち〉と哲学』中川雄一訳、春秋社、pp. 79-131
ダイアモンド、C.（2013）「肉食と人肉食」横大道聡訳、キャス・R・サンスティン、マーサ・C・ヌスバウム編『動物の権利』尚学社、pp. 125-147
武田泰淳（1992）『ひかりごけ』改版、新潮文庫
永井均（2009）『マンガは哲学する』岩波現代文庫
ヌスバウム、M. C.（2012）『正義のフロンティア——障碍者・外国人・動物という境界を越えて』神島裕子訳、法政大学出版局
ノージック、R.（1995）『アナーキー・国家・ユートピア——国家の正当性とその限界』島津格訳、木鐸社
ハーストハウス、R.（2014）『徳倫理学について』土橋茂樹訳、知泉書館
ハイデガー、M.（1998）『形而上学の根本諸概念——世界・有限性・孤独』（ハイデガー全集29・30巻）、川原栄峰、セヴェリン・ミュラー訳、創文社
浜野研三（2017）「「人間である」という概念の意義——種差別批判に抗して」『人文論究』第六七巻第一号、pp. 1-17
ハリスン、H.（1986）『人間がいっぱい』浅倉久志訳、ハヤカワ文庫
ハワード、R.（2016）『白鯨との闘い』（DVD）ワーナーブラザーズホームエンターテイメント
藤子・F・不二雄（1995）『ミノタウロスの皿』（藤子・F・不二雄異色短編集1）小学館文庫
フライシャー、R.（2003）『ソイレント・グリーン』（DVD）ワーナー・ホーム・ビデオ
古田徹也（2013）『それは私がしたことなのか——行為の哲学入門』新曜社
吉川孝（2016）「ブレンターノ、シェーラー——動物の心をめぐって」秋富克哉・安部浩・古荘真敬・森一郎編『続・ハイデガー読本』法政大学出版局、pp. 141-148
吉川孝（2017a）「現代現象学とは何か」植村玄輝・八重樫徹・吉川孝編著『ワードマップ現代現象学』新曜社、pp. 3-32
吉川孝（2017b）「現象学的倫理学における記述・規範・批判——品川哲彦氏からのコメントへの応答」『倫理学論究』第四巻第二号、関西倫理学研究会、pp. 44-59

＊付記：本章の執筆にあたっては、ＪＳＰＳ科研費JP17K02178, JP16H03538, JP26284007の助成を受けた。

終章　なぜ映画で倫理学なのか

池田　喬

1　映画で倫理学を「学ぶ」ということ

本書の執筆者たちは、大学で倫理学を教えているか、教えた経験をもっている。読者の皆さんには、大学で倫理学を学んでいる、あるいは学んだ経験のある人も少なくないだろう。そこでの倫理学の授業はどういった様子だろうか。おそらく、ほとんどの教員が、倫理学とは何か（あるいは、何でないか）を説明し、（義務論や帰結主義といった）代表的な倫理学説がどういうものであるかを教え、さらに、これらの学説が生命や環境に関わる喫緊の問題に対して何を言えるのかを学生に提示しているだろう。そういう授業を行うために書かれた優れた入門書も多い。私自身、大学の教員として、そういう倫理学の授業をそれなりに長い間、行ってきた。

とはいえ、このような教え方で良いのだろうか、と自問することも多い。もちろん、大学であるかないかにかかわらず、また、どういう学問（科目）を教えているかにかかわらず、教育に真面目に取り組もうとしている人であれば、誰であれこのような問いを抱えながら教卓に立っているだろう。しかし、人の行為や生き方をテーマとし、それもその善し悪しに口を挟むものである以上、倫理学にはやはり特有の教えにくさがあるようにも思われる。

たとえば、倫理学を教えるなかで突き当たる問題として、道徳的問題として論じられているテーマが、学生にとってリアリティがない、実感がわかない、というものがある。戦争や環境破壊のように規模の大きな問題や、クローンや人工知能（ＡＩ）などのテクノロジーに関わる問題のように一見日常生活と結びつきにくい問題が身近に感じられない、ということもある。他方で、肉食のように日常にあまりにも定着した普通のふるまいであるがために、その是非を問うことがピンと来ない、ということもある。こうなると、倫理学の内部で激しく議論されている内容を伝えようとしても、うまくいかない。倫理学を学ぶ前と後で何の変化もない、表面的な反応しか返ってこない。

もっとも、実感があろうがあるまいが、影響力のある学説は重要な学説なのだから、あるいは、教養の一環なのだからということで、ともかく教えればよい。こういう考えもあるだろう。しかし実際それをやってみれば、そのような教え方は倫理学という学問の性質に反することがわかるはずだ。

倫理学には、それがある行為や生き方の是非を問うものである以上、学ぶ者が自らの行為や生き方を問われるという特徴がある。政策の是非が問題である場合にも、学ぶ者は、社会の一員として、それを支持するのかどうかが問われている。したがって、当該の問題について、自分であればどうするだろうか、どう思うだろうかと、熟慮し、判断する主体であること、あるいは、そういう自己反省的な主体になる過程が少なからず必要になる。倫理学が人の道徳的成長に関わるものであるならば、学説として十分根拠付けられているかだけでなく、道徳的主体としての人の成長をサポートできるか、という観点から、その質を問うというやり方もある。

そうであるから、扱われている道徳的問題に学生が興味もなく実感ももたないという状態は、倫理学の授業にとって致命的である。リアリティを感じない問題について主体的に考えることなどできない。また、実感や興味は自発的にわき上がるものであり、強制できるものではない。白けた顔をした学生に対して、シリアスで繊細な道徳的問題について一方的に喋るという状況は、恐ろしく虚しい。

だから、倫理学の授業においては、学生自体が自発的に問題を考えられるような「アレンジ」がぜひとも必要になる。そういうアレンジの一つとして「映画を見る」という方法がある――これが本書の考えであった。

もっとも、リアリティを感じるためにフィクションを用いる、というやり方に違和感を感じる人がいてもおかしくない。問題のリアリティは経験のリアリティから生じるのではないか、と。しかし、道徳的問題に最もリアリティを感じさせてくれるのがいつも現実の経験だというわけではない。たとえば、差別された経験をしたことのない人や、戦争の経験をしたことのない人は、差別や戦争の道徳的問題を考えるために、自分自身の現実と、差別や戦争を扱った優れた映画（たとえば、スティーヴン・スパルバーグ監督の『カラーパープル』（一九八五年）や『プライベート・ライアン』（一九九八年））のどちらから学ぶことができるだろうか。後者であることはほとんど明らかだろう。本書が示してきた通り、映画を見ることで、道徳的問題を具体的に思い描き、リアリティをもって思考できる、という効果はさまざまに見られる。

私たちが、人間とは何かを問うたり、自らの生き方について反省的に思考したりする実に強烈な瞬間は、（文学や演劇も含めて）フィクションの鑑賞を通じて現れることが少なくない。現実においても、自分自身の狭い経験に縛られずに、同じ世界を生きる他人や、過去の世界に生きた人物から学ぶことはできる。しかし、その人たちが他人である限り、そこで生じる行為や経験はその他人のものであって私のものではない。歴史的人物、たとえばリンカーンについて歴史家が伝える事柄は、特定の状況と時代にリンカーンという個人に起こったことであり、私にも起こりそうなことではない。他方、フィクションの作中人物の場合、その人物の経験は（とりわけ悲劇的なものである場合）、しばしば私にも起こるかもしれないものとして受けとめられる。長い片思いの末にやっとカップルになった直後、交通事故で相手を失う……。このように安っぽいドラマ仕立てであっても、私だったらどう思うだろうか、私だったらどうするだろうかとつい考えてしまう。のみならず、私以外の人も同様に、自分にも起こりそうなものとしてそれぞれ受け取りうる。(1)

教室のなかの人生は様々である。そういう多様な人びとが、それでも人間である限りの人間の行為や生き方について実感をもって語り合うために、同じように〈現実〉を経験する視点を共有する機会があれば、そんなに幸運なことはないだろう。もちろんそのようなことは現実にはありえない。しかし、フィクションは、作中人物の経験の網の目を提示し、それを共有させることで、そういう法外な機会を生みだすことができる。現実の人間の視点を共有することは不可能であり、特定の集団でそれを無理にやろうとすれば、そのなかの誰かの視点を特権化することになる。現実に積んだ人生経験が権威をもつことなく、誰もが自由に道徳的問題について思考し、さらに語り合うためには、誰のものでもないフィクショナルな視点から、それでいて筋のある人生を経験することにはポイントがある[2]。

2 ＳＦ映画の効用

仮想的状況と思考実験――あなたはどう考えるだろうか

いかにもありそうではあるが、現実に生じてはいないこと――ＳＦ映画は典型的にこうした世界を描いている。本書の論考の大多数がＳＦ映画を題材にしているが、その理由には、ＳＦが「思考実験」という倫理学に特有な方法に向いている、という事情がある。「思考実験」においては、「もし〜だったら」という仮想的な状況設定のもとで、その場合に、あなたはどう思うだろうか、どうするべきだろうか、などを考えるように求められる。

例として、ノージック考案による「経験機械」の思考実験を取り上げよう（ノージック 2012, 67-71）。経験機械という装置に接続されると、自分が望んだように何でも経験することができ、経験から得られる快楽という点からすれば完全に幸福になれる、と仮定する。そのとき、あなたは進んでこの機械に接続されたいと思うだろうか。あまり気乗りがしないとすれば、あなたは、かれこれをしていると感じるだけではなく、本当にそれを行いたいと思っているのだろう。そして、単に感じるだけでなく実際にそれを行って実現することが、人生にとって大切だという道徳的見解を抱いているのだろう。

思考実験は、極端で非現実な状況を想定させることで、かえって、私たちがどういう風に物事を見ているのか、その直観を明らかにする。たとえば、『her／世界でひとつの彼女』と『エクス・マキナ』を取りあげた第五章では、現代のAIとは比較できないほどに高度で自然な会話能力をもったAIが存在したら、という仮想的状況で、人がAIと恋愛することができるかを考えた。局所化される身体をもたず、複数のユーザーと同時にやり取りできるAIと恋愛するという仮定は、たとえば、恋愛に身体は必要なのか、複数の相手と恋愛することは悪いことなのか、といった問いを喚起する。こうした問いを通じて、私たちが（真の）恋愛というものをどのようなものと考えているのかを多面的にあぶり出すことができる。あるいは、『A. I.』を論じる第四章は、愛する機能を備えた人型ロボットが存在したら、という仮定のもとで、ではどのような意味でこのロボットは愛することができるのか、あるいは愛されることができるのかなどを問うた。それによって、欲望、自律性、かけがえのなさ、可死性などと愛とが取り結ぶ関係は、愛にとって必要なのか、あるいは必要ではないのかが、それぞれ具体性のある問題として立ち上がってきた。『わたしを離さないで』を取り上げた第三章においても、思考実験の方法が活用されていた。そこでは、クローン人間たちが将来臓器提供するために寄宿制の施設で育てられているというSF的状況（ただし、時代的には未来ではなく二〇世紀の終わりとされている）で、クローン人間を、移植用臓器を得るための手段として利用し尽くして良いのか、が問われた。それによって、現実に私たちが面している臓器移植をめぐる道徳的問題をありありと考えるきっかけが提供されたのである。

仮想的な状況設定の意味解釈――私たちは何を考えるべきなのか

SF映画の効果は思考実験を促して、私たちの道徳的直観を明らかにするのに役立つ、というだけではない。一体その空想上のシーンを設定することで、世界や人間についてその映画は何を言わんとしているのか。その仮想的状況は何を描き出しているのか。「もし〜であれば」の「〜」の部分自体を私たちに解釈させることにより、SFは、私たちに、今、あるいは今後、何がシリアスな問題になりうるのかを示唆する。あるいは、何を今考えるべきなのか、あるいは何を今後考えていくべきなのか、そういう問い自体を強いる。

典型的に、SFは「近未来」を描くものであり、また、その近未来は「科学技術」が実現する世界の相貌で、特に、現在の世界からの重大な（特に破滅的な）変化を通じてイメージされる。未来という未知の時空は、科学技術の行方という特定の観点から解釈されている。それゆえに、その——いかにもありそうだが、まだ現実ではない——仮想的状況の設定自体には、私たちが、現在の世界をどのように捉えているのか、近い将来に世界は技術の力でどう変わっていくと予感しているのか、などが反映されている。

それゆえ、現在とはずいぶんと様子の違う未来の風景から、しかしその未来へと向かう現在を生きる私たちの世界や生活スタイルがはっきり照らしだされることがある。第八章では、〈絶対戦争〉の後で汚染物質に肌をさらしながらなおも生きている（『風の谷のナウシカ』）という状況が現に想定されうる現在について、たとえば、核軍縮を謳いながら同時に核軍拡を進め、〈絶対戦争〉の可能性を現に含んでいる現代世界のあり方を問いただした。『アバター』を取り上げた第二章では、地球の資源開発会社が宇宙の島パンドラで展開する、慈善事業、戦闘行為、科学的研究などの描写に焦点をあてた。その描写のなかに、「原生自然」の保護についての現在の先進国の人々——活動家、科学者、倫理学者を含む——の言説は無垢でも中立でもなく、現地住民に対する無関心や権威の行使といった道徳的に由々しい問題を含んでいることが示唆されていた。

ところで、SF映画に描かれる未来の人間の姿が、現在の人間よりも耐え難いものだとは限らない。むしろ、ありそうではあるが現実ではないような人間の想像的イメージが、人間存在の別の可能性をポジティブに展望させてくれるかもしれない。『2001年宇宙の旅』を扱った第一章では、宇宙空間という地球（大地）の外で生き残った宇宙飛行士が幼児へと退行する、という奇妙なシーンの意味を問うた。そこには、地球上の故郷を求める哲学が抱きしめてきた、成人して名前をもった「ロゴスをもつ動物」とは別の「誰でもない」人間のありようが提示されている。その別のありようは、哲学から転じて考古学や人類学の――だから、歴史的人間以前の――視点を獲得するように私たちを促した。『君の名は。』を論じた第七章では、壊滅的に街が破壊された後の未来からやってきて、起きてしまった出来事を起こらなかったことにする、という荒唐無稽な設定が問われた。だが、これが荒唐無稽に見えるのは、過去から未来へと不可逆的に進む通常の時間イメージに漫然と従っているからである。単に過去から未来を予測するのではなく、破局が必ず起こると前提した未来から未来にとっての過去にさかのぼって再び未来へと向かう。カタストロフィーに面する人間に求められる、もうひとつ別の時間性がここに表現されていたのである。

3　SF以外の映画に目を向ける

SF映画が倫理学を学ぶのに役立つのにはいくつかの理由がある。しかし、映画で倫理学を学ぶのにSF的設定、すなわち、科学技術によって姿を変えた地球、増強された未知の人体、自律的なAIやロボットなどが不可欠だというわけではもちろんない。たとえば、クリント・イーストウッド監督の『ミリオンダラー・ベイビー』(二〇一四年)にそうした要素はない。懸命に練習する三〇代の女性ボクサーと老いた名トレーナー、試合で全身不随になり絶望のなか安楽死の幇助を頼む女性、罪責感と愛情などが混じり合って葛藤する老男。そのストーリーを観る者は、安楽死の是非について自ら考え込まざるを得ない。また、そこに描かれた安楽死のあり方を、現実社会における安楽死や尊厳死の争点や事実関係と照らし合わせたくなるだろう。こうして、倫理学的問題への正確な理解を得るためのきっかけが与えられる。

第九章では、SF映画『ソイレント・グリーン』と非SF映画『白鯨との闘い』の違いについて論じた。両者はともに人肉食をテーマにしているが、前者の仮想的状況において人々は人肉を人工食料のかたちでそれと知らずに葛藤なく食べており、現実的な食肉のシーンは出てこない。他方、後者においては、人肉を食べなくては生きられない状況で遺体を食べるという決断、その後の自己嫌悪、告白、それへの他人の反応などが描かれる。両者が喚起する思考は異なっている。前者は、人間のふるまいを中立的に眺めるような観点から、後者は、道徳ジレンマの当事者の視点から、人肉食について考えさせる。人肉食の場合、思考する者自身が人間であるという事実が問題の把握に関連している。その限り、後者の非SF的アプローチには特有の意義がある。

『ミリオンダラー・ベイビー』や『白鯨との闘い』においては、仮想状況での思考実験を促すことではなく、ある人の生き方が作中に実例として示されることが、倫理学的思考を活性化する。その人物の過去、内的な反省、複雑な人間関係などの網の目が細やかに提示される。もちろん、現実には、このように他人の生活の細部や内面世界に私が居合わせることは不可能である。こうした他人の人生の細部にさらされるなかで、こうした映画を観る者は、自分の経験からでは得られないパースペクティブから時空を経験する。SF的設定はないが、フィクションによってしか可能でない世界を通じて、私たちは人間の具体的な生活、暮らし、人生といったものに触れることになる。

人間の具体的な生活や暮らしがどのようなものであるかは、あまりにも身近であるがゆえに、それを曇りなく見ることは意外と難しい。自転車に毎日乗っていても、自転車の乗り方を説明しろと言われれば難しい。母国語として日本語を難なく喋っていても、では日本語の文法構造を説明しろと言われれば難しい。移動することや言葉を喋ることは、生活の（重要な）一部であるが、それで生活が尽きるわけでは全然ない。生活とはそれを全面的に把握しようとすれば途方に暮れるような複雑な織物であり、当たり前のように生活して日々を暮らしていても、生活とか暮らしというものがどのように成り立っており、どのような規範がそこに含まれ、どのように人々が共存しているのか、などを解明することは大きな課題である。そして、この課題こそ倫理学の課題だという考え方もある。

「我々が、通常、善悪の問題を「道徳」や「倫理」として扱うという事実は我々がいかにそれらについて知っていないかを示すものである。というのも、道徳〔moral〕というのは mores から、倫理〔ethics〕は ēthos から来ており、ギリシャ語とラテン語の慣習と習慣という言葉なのである。その場合、ラテン語では行動の規則と結びついているが、ギリシャ語では英語の「habit」のように住み家〔habitat〕から来ているのである。」（アーレント 1994, 7）

アレントによるこの一節には、間奏「生命環境倫理学とは何か」の冒頭で触れた（アレントの師である）ハイデガーによる「エートスの学知」としての「倫理学」という考えが響いている。第六章では、第二次世界大戦中の呉市の一般家庭の日常を描いた『この世界の片隅に』を題材にし、この意味での倫理学を展開した。「住み家」の不安定さが露わになる戦争という状況における〈日常〉の描写は、人間にとっての自分の居場所とはどういうものか、さらに他者の居場所を気遣うとはどういうことかについて考えさせずにはおかない。「住まうこと」に依拠しながら、地球規模の巨視的な環境倫理学とは異なる、私たちが身近な環境でよりよく住まうことをめぐる、地に足の着いた――日本では「風土」や「里山」などの概念で示唆されてきたものと通じる――環境倫理学のあり方を示した。

4　残された課題としてのドキュメンタリー

倫理学を学ぶのに有用な映画はたくさんある。本書では取り上げることができなかったが、ドキュメンタリー映画の存在も忘れるわけにはいかない。

現実の過去を記述した歴史記述と、非現実を描いたフィクションのどこが違うのか。この問いは、歴史学の科学としての実証性をめぐる問題であると同時に、文学作品に関する興味深い哲学的問題でもある。この違いを自明のものでないことを思い知らせるのは、ノンフィクション小説のような曖昧なジャンルの存在だ。ノンフィクションは、実在した人物について、取材にもとづいて書かれていながら、それでいて依然として歴史記述でも伝記でもなく、フィクションと呼ばれる[3]。

ドキュメンタリー映画もまた、ニュースの報道とは異なるが、フィクションとも異なるファジーな存在である。登場人物は、即時性と中立性が求められる報道の対象としてではなく、監督や撮影チームとの時間をかけたやり取りを通じて、特定のパースペクティブからしか見えてこない表情をもって画面に現れる（ことが多い）。通常は居合わせることのできない他人の生活や人生が多角的に提示されるという意味では、先に挙げた、『ミリオンダラー・ベイビー』や『白鯨との闘い』のような非ＳＦ映画との共通性があるが、ドキュメンタリー映画の登場人物はこの現実の時空に存在する（存在した）点が決定的に異なる。別の言い方をすれば、フィクション映画において、役者と作中人物は異なる時空に属する別の存在として見られるのに対して、ドキュメンタリー映画ではこの区別がない。この点が、ドキュメンタリー映画の鑑賞経験を独特なものにしている[4]。

ドキュメンタリー映画によって道徳的問題を考えざる得なくなったとき、ひとは、フィクション映画を観るときとは違って、映画の提示する問題をはらんだ世界と地続きでつながっている。和歌山県のイルカ漁を描いた『ザ・コーブ』（ルイ・シホヨス監督、二〇〇九年）から、肉食について考えさせられるとき、とりわけ日本に住む人の多くは、これを日本の風土や歴史の観点抜きに観ることはできなかった。大阪の精肉店の日々を描いた『ある精肉店のはなし』（纐纈あや監督、二〇一三年）を観るという経験は、『ソイレント・グリーン』を観るのとも『白鯨との闘い』を観るのとも異なる。家畜を飼い、殺し、精肉として販売する家族の姿は、どこかに存在する（かもしれない）ものではなく、いわば〈近く〉にたしかに存在するものとして現れる。観る者は、現実世界の他人の生活との関係のなかで、自分自身の考えや行為への責任が問われるような経験をするのだ。

このような鑑賞経験から得られる道徳的思考は、各自の人生経験や現実についての知識の多寡を反映するものになるだろう（たとえば、和歌山県太地町や大阪県貝塚市に行ったことがあるか、そこに知り合いがいるか、など）。他方で、

ＳＦを典型としてフィクション映画は、こうした個人間の違いを超えて、道徳的問題をそれぞれが実感できるという利点がある。倫理学をするための想像的思考の役割と具体的経験の役割について、映画のジャンルから考えることができる。

想像の力と経験の力。学ぶ者がこの両方を十分に使用できるようになること。これが結局、十全な道徳的主体性を育むということではないか。「映画で学ぶ生命環境倫理学」の未来はこうした点から展望できるだろう。本書を完成させた今、私はこのように考えている。

注

（1）アリストテレス『詩学』第九章において、歴史よりも詩のほうが哲学的だとされる箇所を参照（アリストテレス 2017, 507-508）。この箇所について小田部 2009 は次のような解説を加えている。「ここでアリストテレスは「詩」を「歴史」に対比させる。歴史とは固有名の世界であり、そこで語られるのはすべて個別的な出来事である。それに対して、詩は「普遍的な事柄」を語る、とされるが、そのことが意味するのは、仮に詩が（たとえばオデュッセウスとかオイディプスなどの）固有名を用いるとしても、そこで語られるのはこれらの個々の登場人物にのみ妥当する事柄ではなく、登場人物が置かれたのと同一の状況に置かれるならば、ある一定の性質を有する人々にとってそのように語ったり行為したりすることが当然であるような事柄である。すなわち、ここでいう普遍性は、個々の専門的知識によって制約されることのない人間の一定の性質のうちに成り立つ。そして、悲劇の観客が主人公に共感しうるとするならば、それはこうした普遍性に由来する。」（小田部 2009, 17）

（2）梶谷 2018 では、日本の昔話、グリムなどの童話、イソップ物語など、明確なメッセージ性をもたず、よく考えると不思議なことがたくさん起きている絵本が哲学対話に向くとされている。そのような絵本をもとに対話すると、自由に問いが出しやすいからである。問いがおのずと沸いてくるというこの点は、映画で倫理学を学ぶことが、対話を取り入れた授業形態に向く一つの理由だと思われる。

（3）ノンフィクションの問題については、清塚 2017 第二章を参照。

（4）フィクション映画においても、画面のなかで動いている人物を、例えば、先日亡くなった俳優として見るとき、その人物は架空世界の作中人物としてではなく、かつて実在した（撮影現場で元気に演技していた）人物として現実の内部で経験されるだろう。この点についてはバルト（1997）の映画論を参照。

参考文献

アリストテレス（2017）「詩学」朴一功訳、『アリストテレス全集18』所収、岩波書店
アーレント、A.（1994）『精神の生活』上、佐藤和夫訳、岩波書店
小田部胤久（2009）『西洋美学史』東京大学出版会
梶谷真司（2018）『考えるとはどういうことか――0歳から100歳までの哲学入門』幻冬舎
清塚邦彦（2017）『フィクションの哲学〔改訂版〕』勁草書房
ノージック、N.（2012）『アナーキー・国家・ユートピア』嶋津格訳、木鐸社
バルト、R.（1997）『明るい部屋――写真についての覚書』花輪光訳、みすず書房

あとがき

見えないものを見る芸術家たちが現れたハプスブルク帝国の爛熟。そこから一転、ヨーロッパ全体が戦場となる。当地に暮らす人びとの想像を超えた、衝撃の第一次世界大戦である。束の間の平和を挟みながら、とはいえおよそ二〇年後には第二次世界大戦がふたたびヨーロッパを襲い、ナチス親衛隊の計算的理性が狡猾さを発揮した果てに西欧的破局が訪れる。こうした時代にあふれた有象無象のエネルギーを自身も引き受けた哲学者が、フッサール、ハイデガー、ウィトゲンシュタインであった。彼らはそれなりに思想的影響関係をもちつつ、独自の思索を展開していくが、ここにアレントやレヴィナスといった面々が加わる。現代哲学の一つの潮流である。

本書の執筆メンバーは、こうした潮流を織りなした哲学的思索の成り立ちを解き明かすこと、それを生業とする。編者の吉川孝と池田喬は「現象学的倫理学」をテーマに仕事をすることも多く、そこに編者の横地徳広が加わり、関連の論集を作ったことがあったけれど、今回は横地たまさかの縁で、ウィトゲンシュタイン研究の山田圭一、レヴィナス研究の渡名喜庸哲と佐藤香織、ハイデガー研究の信太光郎と瀧将之の参加が叶い、広義の「大陸哲学」を専門にする研究者たちは、哲学的思索と映画的想像が奥深く交差するさまを見定めた。

ふりかえってみれば、一九〇〇年代における映画の誕生と拡大は、現代哲学のそれらと軌を一にしている。草創期の映画は、いくつかの没落と退廃がヨーロッパを侵蝕しつづけていたからか、作り手たちがそのなかで思想の新たな表現を渇望していたからか、サイレントでありながら／であるからこそ（?·）、やはり原型的な表現力が躍動している。もちろん、本書は映画思想史の教科書ではなく、書名のとおり、「映画で考えること」と「生命環境倫理学」とにメンバーそれぞれの仕方で与かり、問題はすべて哲学的思索に極まる。哲学の側からの本書の特徴づけは「序章」、倫理学の文脈におけるそれは「終章」を参照してほしいが、少しく別の言い方をすれば、言葉にできない事象を比喩で考えながら、生や死、不死とは何かに迫り、私や他者、その関係の成り立ちを明かしてきた哲学は、「映画で哲学すること」それ自体と相性がいいのだろう。

ただし、一筋縄でいかない面もある。それを教えてくれるのが「哲学の古典」であるカント『純粋理性批判』「仮象の論理学」やプラトン『ソピステス』篇であった。つまり、理性がその本性に従うと陥ってしまう「すりかえ」や、「在らぬことが在る」と騙る「詭弁」は、映画の利用にあっては虚構を現実にすりかえ、虚偽を真実と騙ることにもなりうる。

とはいえ、哲学史に学ぶメンバーたちの多くは人間的生の事実にそくしながら、そうしたすりかえや騙りを見抜き、映画のさまざまな哲学的思索に光を当てている。各章でとりあげた映画はすべて担当したメンバー自身が選んだものであり、各自の論考にはメンバー固有の思索がにじみ出る。その映画をとりあげた理由をお互いにはっきりと確認したわけではないけれど、原稿を交換し合うなか、生死や自己他者関係がどのような形で虚構世界の生命圏や技術圏に現われたのか、このことに哲学的視線をむけていく点は緩やかにわかちもたれていったように思われる。

今回、勁草書房の土井美智子さんには的確なご指摘、迅速なご対応でメンバーの原稿執筆を助けていただいた。刊行の遅れも仕方ないか……と思うときもあったけれど、とにかく本書が陽の目をみたのは土井さんのおかげである。また多忙ななか、原稿を寄せてくれたメンバーのおかげでもある。編者一同、お礼をもうしあげたい。

横地徳広

二〇一八年一一月

編著者略歴

吉川　孝（よしかわ　たかし）

高知県立大学文化学部准教授。慶應義塾大学大学院文学研究科博士課程修了。博士（哲学）。著書に『フッサールの倫理学』（知泉書館、2011 年）、共編著に『ワードマップ現代現象学』（新曜社、2017 年）ほか。

横地徳広（よこち　のりひろ）

弘前大学人文学部准教授。東北大学大学院文学研究科博士課程修了。文学博士。著書に『超越のエチカ』（ぷねうま舎、2015 年）、共編著に『戦うことに意味はあるのか』（弘前大学出版会、2017 年）ほか。

池田　喬（いけだ　たかし）

明治大学文学部准教授。東京大学大学院人文社会系研究科博士課程修了。文学博士。著書に『ハイデガー 存在と行為』（創文社、2011 年）、共訳書にギャラガー＆ザハヴィ『現象学的な心』（勁草書房、2011 年）ほか。

執筆者略歴（掲載順）

信太光郎（しだ　みつお）

東北学院大学教養学部准教授。東北大学大学院文学研究科博士課程修了。文学博士。著書に『死すべきものの自由』（東北大学出版会）、共訳書にフィンク『存在と人間』（法政大学出版局、2007 年）。

瀧　将之（たき　まさゆき）

上智大学、青山学院大学非常勤講師。東京大学大学院人文社会系研究科博士課程修了。文学博士。共著書に『ハイデガー読本』（法政大学出版局、2014 年）、『ハイデガーの技術論』（理想社、2003 年）。

渡名喜庸哲（となき　ようてつ）

立教大学文学部准教授。東京大学大学院総合文化研究科単位取得退学、パリ第 7 大学博士課程修了。政治哲学博士。著書に『レヴィナスの企て』（勁草書房、2021 年）、共著書に『カタストロフからの哲学』（以文社、2015 年）ほか。

山田圭一（やまだ　けいいち）

千葉大学文学部教授。東北大学大学院文学研究科博士課程修了。文学博士。著書に『ウィトゲンシュタイン最後の思考』（勁草書房、2009 年）、共編著に『これからのウィトゲンシュタイン』（リベルタス出版、2016 年）ほか。

佐藤香織（さとう　かおり）

神奈川大学兼任講師。東京大学大学院人文社会系研究科博士課程単位取得退学、パリ第 10 大学博士課程修了。哲学博士。共著書に『哲学の立ち位置』（東信堂、2010 年）、『悪と暴力の倫理学』（ナカニシヤ出版、2006 年）ほか。

索　引

た　行

な　行

は　行

ま　行

や　行

ら　行

わ　行

アルファベット

映画で考える生命環境倫理学

2019年2月20日　第1版第1刷発行
2021年3月20日　第1版第3刷発行

吉川　孝
編著者　横地徳広
池田　喬
発行者　井村寿人

発行所　株式会社　勁《けい》草《そう》書房

112-0005 東京都文京区水道2-1-1　振替 00150-2-175253
（編集）電話 03-3815-5277／FAX03-3814-6968
（営業）電話 03-3814-6861／FAX03-3814-6854
日本フィニッシュ・中永製本

ISBN978-4-326-10273-0　Printed in Japan

https://www.keisoshobo.co.jp